DES
AMAUROSES

EN GÉNÉRAL

ET DE QUELQUES AMBLYOPIES TOXIQUES

EN PARTICULIER

PAR

LE Dr G. RÉAU

ANCIEN INTERNE EN MÉDECINE ET EN CHIRURGIE DES HÔPITAUX ET HOSPICES
CIVILS DE PARIS,
(MÉDAILLE DE L'ASSISTANCE PUBLIQUE, EXTERNAT, INTERNAT),
ANCIEN ÉLÈVE DE L'ÉCOLE PRATIQUE.

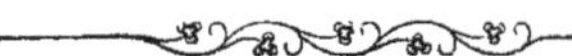

PARIS

F. SAVY, LIBRAIRE-ÉDITEUR

24, RUE HAUTEFEUILLE, 24

1868

DES
AMAUROSES

EN GÉNÉRAL

ET DE QUELQUES AMBLYOPIES TOXIQUES

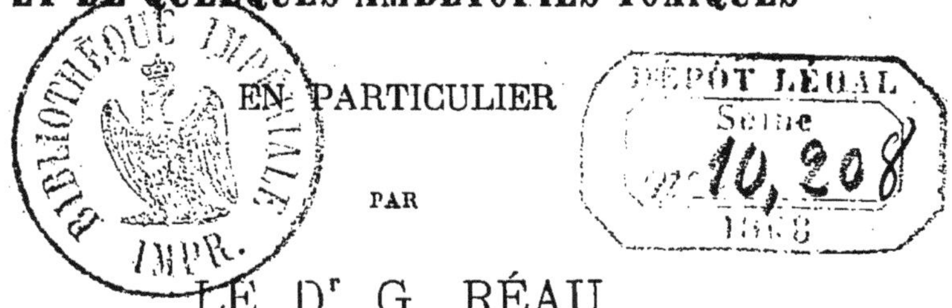

EN PARTICULIER

PAR

LE Dr G. RÉAU

ANCIEN INTERNE EN MÉDECINE ET EN CHIRURGIE DES HÔPITAUX ET HOSPICES
CIVILS DE PARIS,
(MÉDAILLE DE L'ASSISTANCE PUBLIQUE, EXTERNAT, INTERNAT),
ANCIEN ÉLÈVE DE L'ÉCOLE PRATIQUE.

PARIS

F. SAVY, LIBRAIRE-ÉDITEUR

24, RUE HAUTEFEUILLE, 24

—

1868

AVANT-PROPOS

Les affections de la vue sont si communes, et leur étude si importante et si compliquée, que nous avons cru devoir faire quelques recherches sur ce sujet.

L'amaurose et ses variétés ont de tout temps préoccupé les médecins, à cause de leur gravité et de la difficulté de leur traitement.

On verra, en effet, par les descriptions qui vont suivre, que ces affections quelquefois simples, le plus souvent compliquées, tiennent à des causes tantôt locales, tantôt générales; en outre, elles se trouvent assez fréquemment sous la dépendance d'un usage immodéré et prolongé de substances, qui sont toxiques par leur nature ou leur quantité.

Ces substances, quoique peu nombreuses, qui agissent d'une façon si funeste, déterminent des lésions et par suite des symptômes différents, mais ayant tous pour but de diminuer dans une étendue variable le champ de la vision. Aussi la plupart des ophthalmologistes, tout en cherchant à pénétrer dans la physiologie pathologique de ces affections, n'ont-ils point méconnu l'étude des symptômes généraux et des troubles fonctionnels de l'organe de la vision sans négliger d'apporter dans le diagnostic local l'examen le plus sévère et la précision la plus rigoureuse ; bien convaincus que tous les signes, quels qu'ils soient, envisagés dans leur nature, leur siége, leur caractère, leur nombre, leur rapport, ont une valeur pronostique importante à connaître. C'est par leur étude comparative et l'appréciation de chacun deux que nous sommes arrivés à formuler pour ces variétés d'amauroses des indications utiles.

Nous avons puisé, pour confectionner cette thèse, dans notre propre expérience, dans les différents services et les cliniques des hôpitaux et dans les cliniques ophthalmologistes particulières de MM. Galezowski et Meyer, et les différents traités des maladies des yeux que nous avons eus entre nos mains, les traités de MM. Denonvilliers et Gosselin, MM. Sichel, Desmarres, etc.

INDEX BIBLIOGRAPHIQUE DES AUTEURS A CONSULTER.

Denonvilliers et Gosselin. Traité des maladies des yeux, 1853.

Amblyopie toxique par le tabac. Sichel. Mémoire à l'Académie des sciences, 1863. *Union médicale*, 1863.

Thèse de Velut, 1868.

The Lancet (Hutchinson), 1863, 7 nov.

Intoxication amblyopique alcoolique; Sichel, 1837.

Desmarres. Traité des maladies des yeux. Étiologie des amauroses.

Mackenzie. Alcool produisant le glaucome.

Galezowski. Achromatopsie, Amblyopie alcoolique.

Lancereaux. Articles Alcoolisme. Dict. des sciences méd., 1865.

Delpech. Sulfure de carbone. Mémoire à l'Académie.

Meyer. Amblyopie par le plomb. *Union médicale*, 1868.

Santonine. Archives de de Graefe.

Rose. Archives de Wirchow, 1863.

Hufner. Archives von Graefe, 1867.

Guépin de Nantes. Sur l'action de la santonine sur la vue et de son action thérapeutique. (Académie des sciences, tome LI, page 794).

Montigny. Académie des sciences, tome V, page 544.

Lefebvre. Académie des sciences. Santonine, tome XLVIII.

Montigny, 1858. Académie des sciences, XLVII.

Sichel. De l'influence du tabac à priser sur la production de l'amaurose. Société médicale et chirurgicale. Paris, 25 février 1863, et Annales d'oculistique, tome L, page 83.

Wordsworth. Amaurose produite par l'usage du tabac. *The Lancet*. Août 1863.

Sichel. Nouvelles recherches pratiques sur l'amblyopie et l'amaurose causés par l'excès du tabac à fumer, avec des remarques sur l'amblyopie et l'amaurose des buveurs. (*Ann. d'oculistique*, 1835, t. III, p. 122.)

Graefe. Ueber die untersuchung des Gesichsfelder bev amblyo-
    pischen affectionnen. Sur la recherche du champ visuel
    dans les affections amblyopiques (in *Arch. f. Ophtalm.*,
    vol. II, partie 2, page 258, année 1856).

Graefe.Falle von Amaurose nach chiningebvauch (Cas d'amau-
    rose après l'emploi de la quinine). In *Arch. f. Ophtal.*,
    vol. III, partie 2, page 396 ; 1857.

Fronmuller. Die konverglussescur zur Heilung gemsser Formen
    des schwarzen staars. Du traitement de certaines formes
    d'amauroses par les verres convexes (*Numberg*, 1857, in-8°
    de 36 pages).

Hutchinson (Jonathan). Clinical data, respecting amaurosis
    more especially, respecting that form of supposed tube
    induced by Tabacco. In *The Lancet*, 1863, tome II, page 536.

Graefe. Ueber Amblyopie und Amaurose. Sur l'amblyopie et
    l'amaurose. Extraits de la clinique de Graefe , par le
    Dr Engelhart. (In *Monatsbald f. Augenheilkunde*, 1865.)

Travail de M. Ollivier sur le phosphore. *Gazette médicale* de
    1865.

Leven et Ollivier. Recherches sur la physiologie et la pathologie
    du cervelet (*Arch. de médecine*, 1863, 6e sér., t. Ier, p. 70).

Danjoy. De l'Albuminurie dans l'encéphalopathie et l'amaurose
    saturnines (in *Arch. générales de médecine*, avril 1864).

De Graefe (*Archiv für Ophtalmologie*, vol. III, part. 2, p. 396).

Dr Edouard Meyer. Deux cas d'amaurose saturnine. Com-
    munication faite à la Société médicale de l'Élysée (séance
    du 3 février 1868).

Gazette médicale, 1865, 1866, 1867.

Carron du Villard. Guide pratique des maladies des yeux, 1838.
    t. II, p. 505. Abus de l'alcool et de l'opium.

Aubert et Foerster. *Archiv für Opht.*, von Graefe, Donders, Arlt,
    Bd. Abth. 11 S. 38.

AMAUROSES

EN GÉNÉRAL

ET DE QUELQUES AMBLYOPIES TOXIQUES

EN PARTICULIER

DÉFINITION. — On entend par amaurose ($\mathring{\alpha}\mu\alpha\nu\rho\sigma\varsigma$, obscur), une perte relative ou absolue d'une partie ou de la totalité du champ de la vision, et indépendante des altérations des milieux de l'œil ; tous les objets qui se trouvent dans les parties obscures de ce champ visuel seront donc inaccessibles à la vue.

Autrefois, considérée comme une maladie essentielle, l'amaurose n'a plus été, depuis une quinzaine d'années, qu'un symptôme, dont les causes et les variétés ont été mieux décrites par suite des progrès de l'ophthalmologie. On ne doit pas confondre avec l'amaurose certains affaiblissements de la vue survenus dans des yeux mal conformés et connus sous le nom de *myopie*, *hypermétropie* et *astigmatisme*, affections dans lesquelles la papille est restée intacte.

Mais, avant de décrire l'amaurose, il est nécessaire

de dire ce que l'on entend par champ visuel et ac-
cuité de la vision.

Champ visuel. — Quand on examine avec un seul
œil les objets qui nous environnent, il est facile de
comprendre que les rayons lumineux qui viennent
frapper la rétine forment un cône, dont le sommet
est placé sur la rétine et la base sur tous les objets ;
on nomme champ visuel, tout l'espace que peuvent
embrasser les rayons lumineux.

Dans la pratique, pour déterminer le champ visuel, il suffit de faire, sur un tableau noir, une croix,
engager le malade à la fixer d'un œil et à fermer
l'autre, et, avec un morceau de craie, tracer une ligne
de points sur les limites de la vision ; de cette manière, on obtient les limites périphériques du champ
visuel ; on peut encore, pour obtenir le même résultat, obliger le malade à fixer le doigt, tandis qu'avec
l'autre on détermine dans l'espace les limites de la
vision : on trouve quelquefois, après avoir établi la
comparaison, une notable différence dans les champs
visuels des deux yeux.

Dans cette étendue du champ visuel, il existe
deux zones, l'une centrale, où les objets sont très-
visibles, et l'autre periphérique, où les objets le sont
beaucoup moins, mais où l'on peut cependant reconnaître les objets volumineux.

Il y aura donc amaurose, toutes les fois qu'indépendamment des opacités dans les milieux de l'œil, ou
des défauts dans la réfraction et l'accommodation, il

existera des interruptions, des rétrécissements dans ce cône lumineux ou un affaiblissement dans l'acuité de la vision.

La vision binoculaire se compose de la réunion des champs visuels de chaque œil.

Dans certains cas, il existe des obstacles matériels siégeant dans les différents milieux, et qui s'opposent d'une part à la vision, et de l'autre à l'examen du fond de l'œil : dans ces cas on peut encore explorer l'œil à l'aide d'une forte lumière, ou par une pression brusque et rapide qui détermine dans le point opposé à la pression une sensation lumineuse en forme de croissant que l'on nomme *phosphène*.

Si, dans ce point, la rétine est altérée, les phosphènes ne se produisent plus : il est donc important de connaître et de mettre en usage ce moyen, d'une part, quand il existe une cataracte, pour savoir si on doit opérer, et de l'autre, pour s'assurer de l'intégrité de la papille.

Acuité de la vision. — A côté, et indépendamment des rétrécissements et des interruptions, il peut exister une diminution dans l'acuité de la vision ; le premier qui chercha à donner une idée nette du degré d'acuité de la vision, c'est Jæger, dans une échelle d'écriture graduée, comprenant 20 degrés ; le plus fin, le n° 1, a 1/2 millimètre, et le plus gros a 2 centimètres.

Pour se rendre compte du degré d'acuité de la vision, on est convenu de regarder comme ayant une sensibilité rétinienne égale à 1, l'œil qui lit le n° 1 (c'est-à-dire un des caractères ayant 1/2 de millimètre à la distance de 1 pied), et une sensibilité rétinienne égale aussi à 1 celui qui lira le n° 8 à 8 pieds ; le malade, au contraire, qui lirait le n° 1 (c'est-à-dire des caractères typographiques de 1/2 de millimètre à la distance de 1/2 pied), celui-là aurait perdu la moitié (1/2) de l'acuité de la vision.

On doit encore tenir compte de la rapidité de la lecture et de la distinction des lettres.

De Graefe s'est chargé aussi de mesurer le degré d'acuité de la vision, dans les yeux cataractés, à l'aide d'un appareil particulier, que l'on peut du reste remplacer facilement dans la pratique par des bougies placées en face de l'œil à une distance de 8 pouces, c'est-à-dire à une distance mesurée par l'espace qui sépare le pouce de l'auriculaire.

Division des amauroses. — On divise les amauroses en amauroses partielles, c'est-à-dire celles où une partie de la vision seulement est perdue, et amauroses générales, celles où tout le champ visuel est obscurci. Les amauroses partielles peuvent ne présenter que des taches dans le champ de la vision, taches qui portent le nom de *scotomes* ou *mouches fixes*, et qui sont différentes des mouches mobiles du corps vitré et des rétrécissements du champ visuel. Les rétrécissements sont concentriques ou hémiopiques. Les rétrécissements concentriques sont ceux dont la partie centrale seule laisse passer la lumière ;

les rétrécissements hémiopiques, ceux où un côté de la rétine seulement donne passage aux rayons lumineux.

ANATOMIE PATHOLOGIQUE. — L'amaurose est simple, quand le malade distingue encore la lumière du jour, et *absolue*, quand il ne peut distinguer le jour de la nuit.

Il y a amblyopie (ἀμ.6λυς, *obtus*), quand la vue est assez affaiblie pour que le malade ne distingue que les gros objets.

A l'état normal, il existe dans le champ visuel une lacune ou *punctum cæcum*, qui correspond à la papille du nerf optique ; selon toute apparence, l'absence de vision en ce point résulte de l'absence de la membrane choroïdienne qui, partout ailleurs, existe et absorbe les rayons lumineux.

Amauroses partielles. — Les lésions que l'on observe dans les amauroses partielles, sans parler de celles qui occupent le milieu de l'œil, ont rapport :

1° Aux scotomes ;
2° Aux rétrécissements.

Scotomes. — Les stocomes sont des taches irrégulières, fixes, grisâtres et presque transparentes, quelquefois noires, mal limitées sur les bords.

On les voit siéger surtout au centre de la papille, sur les bords ou dans le reste du champ rétinien ; quelques-uns sont très-petits, d'autres sont plus étendus, d'autres sont même presque imperceptibles : ils sont unique ou multiples.

Dans les cas où les malades examinent avec les deux yeux, il peut arriver que le scotome passe inaperçu ; au contraire, dans la vision monoculaire, le scotome est toujours reconnu. Si le scotome est central, le malade s'en aperçoit rapidement, car alors les objets apparaissent rompus, brisés, déformés.

Les scotomes débutent en général d'une manière insensible, puis ils s'agrandissent peu à peu ; ils s'élargissent à tel point dans certains cas qu'ils peuvent occuper la plus grande partie de la rétine.

Par suite de la présence de ces scotomes, la rétine acquiert sur les parties environnantes une sensibilité plus grande, et devient le siége de la perception des corps lumineux et de la formation d'un strabisme interne.

Quelle est la valeur pronostique des scotomes?

Le scotome est d'un pronostic grave quand il siége au centre de la rétine ; 2° s'il présente une marche rapide, il ne tarde pas à déterminer la cécité.

Les moins redoutables, toutes choses égales d'ailleurs, sont les scotomes périphériques, à moins qu'ils ne soient très-nombreux.

Relativement à leur marche, on peut dire que dans la plupart des cas, ils restent stationnaires ; quelquefois cependant ils affectent une marche régressive : quelques-uns semblent d'abord vouloir disparaître, mais bientôt ils s'arrêtent. Relativement au siége, on à remarqué que le scotome central a une marche plus rapide que le scotome excentrique. Dans ces cas, il survient quelquefois une cécité subite et complète que l'on a rapportée à tort à des épanchements hémorrhagiques. La cécité subite s'est rencontrée quelquefois à la suite de troubles gastriques, des exanthèmes ; dans d'autres cas, on a trouvé un ramollissement cérébral : dans d'autres cas aussi, chez des individus phthisiques, on a cru pouvoir attribuer cette cécité subite aux influences vaso-motrices, ce qui semblait justifié par l'état de la papille.

On conçoit, du reste, parfaitement que les scotomes peuvent exister simultanément avec des rétrécissements du champ visuel, ou avec des lésions du milieu de l'œil, ou même avec imperfection dans l'acuité de la vision.

La périphérie du champ visuel peut être absolument normale, et on ne peut prévoir qu'il y aura une altération ultérieure qu'autant que l'acuité de la vision diminuera peu à peu ; la périphérie du champ visuel restant la même. Si cette diminution de l'acuité de la vision est rapide, le pronostic sera grave, quoique dans beaucoup de cas l'altération paraisse s'arrêter. En général, le pronostic sera favorable si la marche est lente ; si l'acuité de la vision diminue uniformément dans toute la périphérie et d'une manière lente, d'après Graefe, on ne pourra porter qu'un pronostic sans précision.

Dans d'autres cas, le pronostic de ces altérations dépend d'une cause persistante, telle que l'alcoolisme chez les buveurs, et alors le pronostic sera grave si on ne supprime pas la cause qui le produit. Il en sera de même du strabisme, qui pourra, comme dans le cas précédent, déterminer une atrophie générale progressive.

Rétrécissements du champ visuel. — En parlant du champ visuel, nous avons vu que sa périphérie est délimitée d'une façon irrégulière. Il y a certains cas d'amaurose où le rétrécissement marche de la périphérie au centre, et alors il n'existe plus qu'une petite surface saine au centre de la rétine. Ces rétrécissements, ainsi que je l'ai dit, sont appelés *concentriques*. Si au contraire ils affectent une moitié supérieure ou inférieure droite ou gauche, on les appelle *rétrécissements hémiopiques*.

Dans les rétrécissements du champ visuel, concentriques, le malade ne voit bien les objets qu'au centre même de la rétine ; à la périphérie, au contraire, il ne les distingue qu'à travers un nuage.

Rétrécissements hémiopiques. — Ces rétrécissements siégent de préférence à la partie inférieure de la rétine ; aussi le bord supérieur d'un objet est-il rarement vu distinctement. Enfin il arrive quelquefois, à la suite des lésions du cerveau, que l'obscurcissement occupe la moitié externe ou la moitié interne du champ visuel ; c'est l'*hémiopie croisée*. — Dans une autre catégorie, le rétrécissement occupe pour les deux yeux le côté droit ou le côté gauche ; on l'appelle *hémiopie homonyme*.

Si le rétrécissement visuel se montre dans les deux yeux et du même côté, à droite, par exemple, et si la vision centrale est conservée, une seule bandelette optique est atteinte et la maladie détermine une hémiopie complète, symétrique, mais jamais, dans aucun cas, une cécité complète.

A l'appui de cette opinion, je citerai une observation que je trouve à la page 192 de la Clinique de M. de Graefe.

Hémiopie homonyme de cause cérébrale, stationnaire, reliquat d'une attaque d'apoplexie.

Auguste K. .., tisserand, âgé de 68 ans, se présente pour un trouble de la vision, qui consiste en une diplopie, et un affaiblissement de sa force visuelle.

L'examen prouve que la diplopie est la suite d'une paralysie du muscle droit externe du côté droit. La motilité de l'œil droit en dehors, comparée à celle de l'autre œil, est diminuée de 2''', et le malade accuse par conséquent des doubles images homonymes, dont la distance augmente lorsqu'il regarde à droite. En outre, il existe une légère diminution de la force visuelle des deux yeux, jusqu'à S $\frac{1}{3}$, et une anomalie parfaitement symétrique du champ visuel. Ce dernier est notablement rétréci vers la périphérie gauche dans les deux yeux, et en outre la vision excentrique est peu distincte dans toute la moitié gauche, exactement jusque-là verticale qui la sépare de l'autre moitié.

L'examen ophthalmoscopique, abstraction faite d'une atrophie partielle du nerf optique, dont j'aurai encore à parler, ne montrant rien d'anormal, il faut rapporter cette hémiopie gauche à une paralysie de la bandelette optique droite; et l'affection, tout compris, est composée d'une paralysie du muscle droit externe à droite, et de celle de la bandelette optique droite. L'examen des organes démontre l'existence d'induration artérielle généralisée et très-prononcée, une hypertrophie du ventricule gauche, et l'insuffisance des valvules aortiques.

Les commémoratifs sont les suivants : Le malade a éprouvé, il y a plus de trois ans, une attaque d'apoplexie qui a laissé à sa suite une hémiplégie gauche, et en même temps une hémiopie gauche. Il était alors à la Clinique, et le Journal d'observation indique que l'hémiopie, d'abord presque complète (défectuosité du champ visuel jusqu'à la ligne verticale), s'améliora pendant la convalescence jusqu'à son état actuel ; en même temps la force visuelle monta de 1/6e à 1/3e. Il en résulta que, depuis ce temps, l'état de la vision est resté constamment le même. Quinze jours avant sa visite actuelle à la Clinique, le malade avait été obligé de faire nu-tête une course pressée à travers la neige. Il transpira fortement, et le lendemain, souffrant légèrement de la tête, mais sans autre symptôme cérébral, il observa la diplopie, qui s'est prononcée encore davantage les jours suivants.

Ces rétrécissements ont lieu ordinairement de haut en bas. Dans les rétrécissements irréguliers, latéraux du champ visuel, le pronostic devient plus fâcheux. C'est ce que va nous démontrer M. de Graefe, p. 175 de sa *Clinique ophthalmologique*.

Amaurose progressive par atrophie des nerfs optiques.

Jules M...., matelot, âgé de 24 ans, de force majeure, et paraissant bien portant, se présente pour un affaiblissement très-prononcé de la vision, qui déjà l'empêche de se conduire avec facilité. Cet affaiblissement, d'après ce qu'il dit, s'est développé à gauche depuis six mois, à droite depuis quatre mois, et d'une manière assez uniforme. Au moment de l'examen, la force visuelle centrale est à gauche de $\frac{1}{100}$ à peu près, et à droite de $\frac{1}{30}$. Je dois ajouter que de l'œil gauche, S (acuité de la vision) est dans la direction en haut et en dehors, non-seulement relativement mais absolument meilleure qu'au centre ; de sorte que, dans une direction excentrique de 20 degrés, le malade compte les doigts à 2' de distance, tandis que, dans la direction centrale, il les compte péniblement à 3/4'. Cette différence est en rapport avec l'état du champ visuel que j'indiquerai tout de suite. A gauche, la moitié interne manque totalement, de sorte qu'une main bien éclairée ne peut être reconnue nulle part au delà de la verticale, divisant le champ visuel en deux.

Dans le quart du cercle inféro-externe la vision excentrique est très-peu distincte, et examinée à l'éclairage de la lampe baissée, elle fait complétement défaut. Dans le quart de cercle supéro-externe seulement, la vision est relativement bonne, et, comme je l'ai déjà indiqué, prédomine ici dans une certaine direction sur la vision centrale, prédominance qui s'annonce déjà par la fixation excentrique.

Les fonctions sont un peu mieux conservées à droite. Le rétrécissement du champ visuel, partant également de la périphérie interne, n'atteint pas la verticale qui divise le champ visuel, et s'en écarte même dans le plan visuel de 15°, pour s'en rapprocher en bas, et pour s'en écarter encore davantage en haut. Cependant on reconnaît un affaiblissement considérable de la vision excentrique, qui s'étend bien au delà de ses limites, de sorte que le malade du côté du nez ne peut déjà plus compter les doigts dans la plus grande proximité du point de fixation. Le rétrécissement atteint à peu près le point de fixation, quand on examine à la lampe baissée. Dans la moitié externe du champ visuel, la force visuelle excentrique est relativement, mais pas absolument meilleure qu'au centre. La diminution considérable de la perception, mais surtout le rétrécissement du champ visuel, se manifeste dans la marche incertaine, tâtonnante du malade.

Quand le jour baisse, il lui est complétement impossible de se conduire, ce qui s'explique par la torpeur de la rétine qui existe dans une grande partie du champ visuel déjà restreint, qui reste encore; en dehors de la paresse dans les mouvements papillaires, surtout à gauche, les parties externes de l'œil n'offrent pas d'anomalies. L'ophthalmoscope montre les milieux réfringents à l'état normal, ainsi que les membranes internes, tandis qu'il existe un degré de dégénérescence atrophique de la papille des deux côtés sous forme d'excoriation atrophique. Les détails de la membrane criblée ressortent d'une manière très-marquée dans la plus grande partie excavée de la papille et du côté temporal jusqu'au bord. Le reste de la papille, surtout en dedans des vaisseaux, est opaque, blanche, les petits vaisseaux manquent, les moyens sont un peu rétrécis, les grands le sont à peine.

Le malade raconte qu'au début de l'affaiblissement visuel, il a souffert légèrement d'un mal de tête frontal qui augmentait lorsqu'il se baissait, et auquel se joignait alors l'étourdissement.

Cependant il ajoute que depuis quelques mois ces symptômes toujours assez légers ont complétement disparu. Au moment de l'examen, aucun organe n'est malade, et les fonctions physiques et psychiques sont absolument normales. Naturellement le moral du malade a souffert, mais d'une manière conforme à la perte progressive de la vision. La manière de vivre du malade, en dehors d'un abus pourtant modéré du tabac, abus qui a cessé dès le début du mal, ne présente rien d'extraordinaire.

Le pronostic de notre cas doit être absolument mauvais. Notons, dit M. Graefe, ce mode de rétrécissement du champ visuel qui est absolument funeste et caractérise l'atrophie progressive. Rétrécissement de marche progressive partant de la périphérie interne d'abord à gauche, et puis d'une manière symétrique à droite avec affaiblissement considérable de la vue, affaiblissement qui a conduit, à gauche, à la prédominance absolue, à droite, à la prédominance relative de la vision excentrique sur la force visuelle centrale.

Enfin, ces rétrécissements se montrent en même temps ou le plus souvent successivement dans les deux yeux, de sorte que la périphérie du champ visuel des deux côtés est altérée en même temps.

Un rétrécissement dans une direction entraîne ordinairement une diminution plus ou moins forte de la vision périphérique dans les autres directions.

On distingue l'hémiopie de ces sortes de rétrécissements en ce que, dans ces rétrécissements, la limite qui sépare les parties insensibles des parties normales n'est jamais tranchée, et alors la transition se fait graduellement par une partie dont la sensibilité augmente vers le centre du champ visuel, et diminue vers la periphérie, tandis que dans l'hémiopie la transition est brusque des parties saines vers les parties malades.

Quand la vision d'un œil est perdue à un degré très-prononcé par suite d'un rétrécissement et que l'autre commence à baisser, on peut croire à l'existence d'une amaurose maligne : aussi, quand un œil est atteint gravement, on doit explorer l'autre avec le plus grand soin, et rechercher le côté par où la lésion doit se montrer. Supposons que le rétrécissement dans l'œil gauche se soit montré en dedans et en bas, il faudra aussi surveiller l'œil droit en bas et en dedans ; de même pour la partie temporale quand l'œil gauche a été atteint d'un rétrécissement temporal, l'œil droit doit être examiné dans la direction de la tempe ; ces considérations sont importantes à cause du début, qui peut marquer les rétrécissements. Ce début peut avoir lieu plusieurs semaines, plusieurs mois, et même plusieurs années après la première affection. Les rétrécissements latéraux sont toujours graves.

En général dans les amauroses, le rétrécissement se montre par le côté nasal, le côté temporal est plus résistant.

Si le second œil s'affaiblit du côté opposé au premier, c'est-à-dire si l'œil gauche par exemple est affecté au côté interne, et que l'œil droit devienne malade du côté externe, on pourra penser qu'il s'agit d'une affection exclusive aux bandelettes optiques, d'une seule bandelette optique ; dans ce cas, il n'y a pas cécité, mais hémiopie symétrique.

On voit donc d'après ce qui précède que, si on soupçonne l'existence d'une atrophie progressive, il faudra pratiquer l'exploration de la péripherie du champ visuel.

Si on examine la continuité du champ visuel, on obtient encore d'autres signes très-importants.

En général, on peut dire que les amblyopiques guérissent d'autant plus vite que la transmission nerveuse est plus rapprochée de l'état normal.

Nous empruntons encore à la Clinique ophthalmologique de M. de Graefe, l'observation suivante :

Amblyopie congestive curable avec le champ visuel normal.

Florian M..., employé de chemin de fer, âgé de 49 ans, ayant une apparence de bonne santé, les joues et le nez un peu colorés, se présente pour un affaiblissement de la vision dans les deux yeux. D'après ce qu'il dit, la vue a commencé à baisser depuis vingt et un mois, d'abord d'une manière peu sensible, dans les derniers mois cependant plus rapidement. A l'examen des fonctions, on reconnaît que l'acuité de la vue (à un éclairage de moyenne intensité) a baissé à droite jusqu'à un sixième, à gauche jusqu'à un septième. La périphérie du champ visuel, examiné à l'éclairage d'une lampe baissée, se montre absolument normale, et l'on ne trouve dans la continuité du champ visuel ni interruption, ni scotomes, ni aucune diminution subite de la force visuelle excentrique. L'examen objectif ne montre rien d'anormal, ni dans les parties externes, ni dans les parties internes de l'œil. La papille, malgré la durée assez prolongée de la maladie, a conservé sa coloration rosée et sa transparence.

La papille est à l'état normal.

Le malade avoue qu'il boit depuis longtemps de l'eau-de-vie

et de fortes quantités de bière, qu'il a fumé beaucoup et qu'il est empêché par ses occupations de se livrer au sommeil d'une manière régulière. Au reste, il n'a souffert ni de troubles digestifs, ni de maux de tête, et a toujours joui d'une bonne santé. L'examen des organes de la circulation, de la respiration et des viscères abdominaux, ainsi que celui de la peau et des urines, donne un résultat absolument négatif.

Quant au pronostic de ce cas, dit M. de Graefe, nous sommes autorisé à prononcer favorablement sous tous les rapports.

Si l'acuité de la vision centrale et de la vision périphérique sont affaiblies sans qu'il y ait des interruptions, il y aura lieu d'espérer un pronostic favorable; au contraire, il y aura moins de chance de guérison si l'acuité de la vision centrale est affaiblie et délimitée par une partie circonscrite nettement séparée des régions voisines.

État de la papille optique. — Examen ophthalmoscopique.— Lorsque l'on procède à l'examen ophthalmoscopique de la papille optique, on peut reconnaître les particularités suivantes :

On voit du côté interne de l'œil une tache blanche, quelquefois jaune avec teinte rosée, et se présentant sous la forme d'un cercle de 5 millimètres, du centre duquel partent des vaisseaux qui se dirigent en haut et en bas. Les vaisseaux donnent de très-fines ramifications à la surface de la papille; ils se divisent seulement là, et leurs ramifications à l'état normal sont très-peu nombreuses. Sur la tache jaune, les vaisseaux n'existent pas. La papille peut éprouver

2

quatre modifications ; ce sont : 1° des changements de couleur, 2° des altérations de transparence, 3° l'excavation, 4° la diminution du calibre des vaisseaux.

Le changement de couleur se fait remarquer dans certains cas d'amblyopie, où la papille prend un aspect blanchâtre ; aussi sa couleur blanche contraste avec la couleur rouge de la choroïde ; elle se rencontre, cette coloration blanche, dans l'atrophie de la papille, en même temps, la papille devient le siége de la condensation du tissu cellulaire ; alors la coloration de la papille est d'un blanc pur et intense, il y a coloration atrophique.

Quant à l'opacité, elle résulte de l'épaississement du tissu cellulaire intra-rétinien lorsque la transparence normale de la papille a disparu.

Si l'excavation existe, c'est qu'il ne s'est pas formé de tissu cellulaire ; si l'excavation a disparu, c'est qu'il s'est formé du tissu cellulaire intermédiaire dans la papille atrophique.

La diminution du calibre des vaisseaux survient dans le cas d'atrophie papillaire, où l'on voit tous les vaisseaux et surtout les tissus principaux diminuer de calibre. Cependant il existe des cas où les vaisseaux ayant conservé leur volume normal, dans des cas d'amblyopie ancienne, la substance nerveuse seule est atrophiée ; au contraire, s'il existe une rétino-choroïdite, il en résulte une atrophie des cinq couches de la rétine, couche des bâtonnets, celluleuse, fibreuse, granuleuse et cellulo-vasculaire.

Dans l'atrophie papillaire la coloration blanchâtre est le résultat de l'absorption des vaisseaux très-fins que l'on rencontre à sa surface, tandis que les gros troncs qui se distribuent à la périphérie de la rétine sont conservés pour la nutrition des autres couches rétiniennes. Aussitôt que l'on observe un aspect pâle de la rétine, on peut déjà le considérer comme la période initiale de l'atrophie, quoique à l'examen du champ visuel, il n'existe pas encore d'anomalie. Si on l'envisage par rapport à sa marche, la dégénérescence atrophique de la papille présente quelques variétés ; ainsi, il y a des dégénérescences atrophiques progressives, et des dégénérescences atrophiques stationnaires.

Les premières sont en général très-graves, les secondes, au contraire, ont un pronostic plus favorable.

Si la dégénérescence atrophique est centrale, on ne devra pas pour cela en conclure qu'il y aura nécessairement perte de la vision, mais il est rare que la papille revienne à l'état normal.

Si le champ visuel est à peu près normal, et qu'il survienne une dégénérescence atrophique de la papille, le pronostic deviendra grave, car le rétablissement est impossible et la cécité arrive progressivement.

Si au pourtour du champ visuel, il existe des taches coexistantes avec une atrophie papillaire, le pronostic restera toujours favorable, car on n'aura pas à redouter une atrophie progressive ; s'il existe, au contraire, un rétrécissement concentrique du champ visuel et une papille normale, on pourra établir un pronostic favorable ; mais s'il existe à la fois un rétrécissement concentrique et une papille altérée, le pronostic sera tout à fait défavorable.

Si le malade ne voit que difficilement, depuis peu de temps, et qu'il existe un rétrécissement du champ visuel, sans symptômes atrophiques du côté de la papille, on devra, dans ce cas, réserver le pronostic, car on voit quelquefois survenir cette atrophie au bout de quelque temps; si les mêmes symptômes existent depuis longtemps et que l'atrophie n'apparaisse pas, le pronostic pourra être regardé comme favorable : l'atrophie papillaire est presque toujours consécutive à une diminution du champ visuel et à l'acuité de la vision. Si on examine à l'ophthalmoscope les deux yeux, et si on constate dans l'un d'eux une atrophie progressive, ce que l'on reconnaîtra au début à la pâleur et à l'aplatissement de la papille, on devra porter un pronostic défavorable pour le second œil.

L'hyperémie de la papille comme cause d'amblyopie est le résultat d'une congestion intra-crânienne et se rencontre dans les cas d'efforts exagérés de la vision ou après des troubles de l'accommodation. Cette hyperémie manque le plus souvent dans le cas d'atrophie progressive de la papille.

Il existe des cas d'amblyopie où la papille seule devient opaque et le reste de la rétine conserve sa transparence.

Marche des affections amaurotiques et particulièrement de l'amblyopie.

Ces affections débutent quelquefois brusquement, car en quelques moments, quelques heures, quelques jours, elles s'accompagnent souvent de rétrécissements concentriques du champ visuel, de scotomes centraux et provoquent même une cécité complète, d'un seul côté ; les hémorrhagies débutent aussi brusquement, mais elles en diffèrent en ce que l'épanchement de sang se produit de deux côtés à la fois. Quelle est la cause de ces altérations rapides? On les voit quelquefois coïncider avec des altérations de la base du crâne ou des foyers apoplectiques des couches optiques; on peut dire qu'une cécité survenue brusquement est plutôt due à une amblyopie rétinienne qu'à une hémorrhagie. La marche des amblyopies est tantôt aiguë et tantôt chronique, sans qu'on en puisse préciser la cause ; les unes marchent vers une guérison radicale, les autres ont une tendance à devenir chroniques.

Pronostic. — Toutes les fois qu'une amblyopie persiste au delà de plusieurs semaines, elle est grave ; si au contraire l'amblyopie survient à la suite de secousses morales avec variations dans le champ visuel, avec conservation des phosphènes, les taches centrales qui apparaissent subitement ne déterminent jamais la cécité.

Quelques cas cependant d'amblyopie subite ont d'abord marché rapidement, puis ont fini par rester stationnaires.

La cécité ne sera pas à redouter si les troubles visuels restent dans le même état. Cette amblyopie survient par suite d'excès vénériens, de fatigues, de travaux exagérés de toutes sortes ; dans les affections méningitiques. En général, en combattant énergiquement ces amblyopies par des révulsifs, elles cèdent facilement au traitement.

Lorsque l'amblyopie est le résultat d'un rétrécissement du champ visuel, dépendant d'une affection des bandelettes optiques, le développement est rapide et l'affection atteint en quelques mois la plus grande gravité.

Toutes les fois qu'une amblyopie se déclare et amène rapidement la cécité et que plusieurs mois après le premier œil, le second se prend, le pronostic relativement à ce second œil est plus favorable que si le premier œil s'était perdu à la suite d'une amblyopie à marche lente. Toutes les fois qu'à la suite d'affections aiguës, il existe une dégénérescence atrophique de la papille, avec cécité, la guérison sera difficile à obtenir.

Si un œil se perd lentement, au bout de plusieurs mois ou de plusieurs années, par suite d'un rétrécissement avec diminution de la vue centrale et dégénérescence de la papille, le second œil, qui se perdra près le début de l'amblyopie du premier, présentera un pronostic très-grave.

Symptômes des amauroses en général. — D'après la plupart des auteurs, l'amaurotique marche la tête élevée, il semble chercher la lumière ; sa marche est incertaine, mal assurée : aussi est-il constamment armé d'un bâton qui le prévient de la présence des obstacles, tandis que le cataracté, au contraire, marche la tête baissée, fuyant le jour et la lumière.

Dans les amauroses complètes, le malade ne peut distinguer le jour de la nuit ; dans les amauroses incomplètes ou amblyopies, il peut encore distinguer les gros objets, mais seulement à l'aide d'un éclairage vif. L'amaurotique raconte qu'il a devant lui une sorte de brouillard qui masque les objets ; quelquefois l'amaurotique ne distingue que les objets éclairés et blancs, il les perçoit par leur éclat brillant.

Dans les amauroses absolues, les malades, qui ne distinguent pas le jour de la nuit, sont tourmentés par des images colorées dont le retour est très-pénible : tantôt ils voient des étincelles lumineuses, des flammes vives, des taches qui ressemblent à des cercles lumineux noirs au centre ; en général ces phénomènes, qui se produisent dans beaucoup d'affections, sont liés à la congestion du cerveau et des membranes de l'œil.

Causes générales des amauroses. — Cinq grandes causes peuvent être assignées aux amauroses ; en effet, elles peuvent avoir leur siége dans l'œil (amauroses oculaires), dans le cerveau (amauroses cérébrales), dans la moelle épinière (amauroses spinales), ou reconnaître pour cause des *actions réflexes;* enfin, elles peuvent être produites par des substances toxiques (amauroses toxiques).

Amaurose d'origine oculaire. — Nous ne ferons que mentionner ces amauroses qui ne surviennent, en effet, qu'à la suite de *rétinite primitive* ou consécutive ; d'hémorrhagie intra-rétinienne ; de l'albuminurie, du cancer, du diabète, etc., de décollements de la rétine, qui sont caractérisées par une abolition brusque du champ visuel ; je mentionnerai encore l'embolie de l'artère centrale de la rétine, où l'on remarque la vacuité des vaisseaux remplacés par des cordons blancs, les tumeurs de l'orbite qui diminuent le volume des artères et provoquent un battement dans les veines, de l'anémie de la rétine ; il en est de même dans le glaucome où la compression a lieu de dedans en dehors : dans ce cas l'œil, comme les autres organes, s'atrophie et s'affaiblit lorsqu'il cesse de fonctionner ; de même je citerai simplement les congestions, l'anémie, la strabisme, les taies sur la cornée, les cataractes congénitales, l'absence de réfraction de l'œil ; toutes ces causes peuvent produire l'amaurose.

Amauroses cérébrales. — Ce sont celles qui dépendent de l'altération du nerf optique, du cerveau et de la moelle : elles reconnaissent pour causes des névrites.

Dans le cas d'atrophie papillaire, d'origine cérébrale, le contenu est granuleux et grisâtre : il ne reste destubes du nerf optique que le réseau fibreux du nerf, ce qui donne à la papille une blancheur éclatante ; le bord de la papille est net, mais quelquefois irrégulier ; la rétine est transparente et la surface rétinienne présente une excavation ; les vaisseaux sont diminués de volume et interrompus.

Dans l'atrophie suite de névrite oculaire, la papille est rétrécie et confuse, ses bords sont entourés d'exsudats choroïdiens grisâtres : elle ne présente point l'aspect nacré resplendissant de l'atrophie sans névrite. Quand les vaisseaux rétiniens sont comprimés dans le crâne, la papille est œdématiée et semble bourgeonner sur la surface de la rétine. Dans cette atrophie d'origine cérébrale, on voit apparaître au début peu à peu, au centre ou à la circonférence de la papille, des taches blanchâtres d'atrophie. On voit quelquefois, à la suite des rétinites, des lésions qui d'abord fixées sur le rétine s'étendent ensuite aux centres nerveux jusqu'aux tubercules quadrijumeaux par exemple ; au début de ces amauroses, le malade remarque qu'il a devant ses yeux un nuage ou un brouillard, ou que les objets sont confus ; il y a en même temps dilatation de la pupille et lenteur et diminution de ses mouvements : le malade peut bien se conduire seul, mais il ne peut lire à la distance d'un pied le n° 4 de l'échelle de Jæger. Lorsqu'elle a ainsi débuté, elle a une marche progressive. Le plus souvent l'amaurose oculaire est due à un scotome central ; il en résulte que le malade, dans certains cas, peut voir de côté ; mais, à mesure que le scotome envahit la rétine, il en résulte que la vision disparaît complétement, ou bien, au lieu d'être excentriques, ces taches sont concentriques ; d'abord isolées, elles se réunissent et marchent vers le centre ; enfin, dans quelques cas rares, on rencontre de véritables hémiopies.

Dans quelques cas, on a vu la marche devenir intermittente, mais le plus souvent elle est continue.

Les signes de ces amauroses sont tirés 1° de l'examen des yeux ; 2° de l'attitude du malade. La pupille de l'amaurotique est moins dilatée que dans la mydriase artificielle : elle peut être immobile ou se contracter lentement par suite de la paralysie de la rétine, et alors, le muscle constricteur étant paralysé, le muscle dilatateur agissant seul, il en résulte une dilatation. On peut constater la mydriase en procédant à l'examen d'un seul œil, le second restant fermé ; il en résulte qu'en approchant une vive lumière, on voit la pupille se rétrécir plus ou moins : quelquefois les amaurotiques ne peuvent reconnaître les couleurs, surtout le rouge et le vert (voir les observations à la fin) ; d'autres amaurotiques peuvent être atteints de strabisme et de nystagmus.

Il y a en outre dans la plupart des cas des céphalalgies tenaces, sus-orbitaires et sous-occipitales, une perte plus ou moins prononcée de l'ouïe, enfin de l'hémiplégie et de l'ataxie, et perte de la mémoire.

On a cherché à reconnaître quelle était l'origine de l'amaurose oculaire : 1° si elle est causée par une lésion des nerfs optiques, elle ne s'accompagne pas de

troubles cérébraux, et elle est le plus souvent monoculaire , et s'il y a une tumeur, cette tumeur produit
de l'exorbitis.

Une tumeur de la base du crâne, au niveau de la
selle turcique, comprime le kiasma des nerfs optiques et donne naissance à des amauroses hémiopiques tranchées.

L'hémiopie homonyme occupe ou le côté droit
ou le côté gauche des deux yeux.

L'hémiopie croisée est cette affection dans laquelle l'amblyopie occupe la moitié externe ou la
moitié interne des deux yeux.

Dans les amauroses liées à une tumeur de la base
du crâne, il existe en même temps des troubles des
nerfs olfactifs, des nerfs moteurs occulaires communs
et quelquefois de l'hémiplégie.

La lésion des tubercules quadrijumeaux peut déterminer une amaurose accompagnée de troubles
de la nutrition, de convulsions sans paralysie. Les
lésions des corps striés déterminent une amaurose
accompagnée d'hémiplégie avec ou sans contrac-
ture.

L'altération des couches optiques, que l'on consi-
dère ordinairement comme des centres de réception,
entraîne l'abolition de la vue et l'abolition des autres
sens.

L'altération d'une seule couche optique détermine
une amaurose du côté opposé.

D'après Gratiolet, on peut suivre les filets des nerfs
optiques jusque dans les hémisphères antérieurs du

cerveau : aussi le ramollissement des lobes antérieurs entraîne-t-il la perte de l'intelligence, l'hémiplégie, les convulsions et le tremblement.

Une amblyopie hémiopique peut devenir une amaurose complète si la cause continue à agir.

MM. Leven et Ollivier ont démontré, sans qu'on puisse l'expliquer, qu'on détermine souvent l'amaurose, en produisant des lésions du cervelet; on trouve 24 cas d'amblyopie double et 25 de cécité complète sur 76 cas observés.

Ces hémiopies doubles s'accompagnent constamment de symptômes dépendant de lésions du cervelet, affaiblissement musculaire, absence de coordination dans les mouvements, dilatation de la pupille, céphalalgie et vomissements.

Les amauroses d'origine spinale présentent des altérations qui sont celles de l'ataxie locomotrice progressive.

Au début de l'affection, il y a paralysie du nerf moteur oculaire commun, strabisme et diplopie, la vision est conservée : dans d'autres cas, la vision s'affaiblit par suite d'une atrophie des nerfs optiques.

Les lésions qui produisent les troubles que nous avons énumérés sont des tumeurs osseuses, cancéreuses, syphilitiques, des cancers, des tubercules, le ramollissement cérébral. Ces lésions s'accompagnent toujours de la paralysie d'autres nerfs et souvent d'hémiplégie, affections qui produisent des compressions, des œdèmes et par suite l'amaurose. Dans l'hydrocéphalie, les nerfs optiques sont constamment tiraillés, et par suite on rencontre l'amaurose. Dans les hydropisies du troisième ventricule le kiasma des nerfs optiques peut être comprimé et alors on a une amaurose par compression.

Les fractures du crâne peuvent également produire l'amaurose, dans un temps plus ou moins éloigné de leur origine ; si le sinus caverneux est compromis par une tumeur par exemple, il y a obstacle à la circulation veineuse, et par suite œdème de la papille du nerf optique. La pupille forme une masse tuméfiée, elle est plus volumineuse qu'à l'état normal, irrégulière et légèrement troublée ; au pourtour on voit parfois des taches hémorrhagiques. Les veines sont gonflées, tortueuses, les artères filiformes. Enfin il existe des amauroses qui tiennent soit à des anémies, soit à des congestions du cerveau, elles occupent la rétine ou une portion de la rétine, quelquefois les deux rétines. Ces amauroses sont passagères et disparaissent en général assez facilement sous l'influence d'une médication révulsive énergique.

Dans tous ces cas, il y a aussi congestion de la rétine.

Dans la chlorose, les diarrhées, les hémorrhagies, les saignées, la vue peut se perdre par suite d'une anémie rétinienne.

Dans l'ataxie locomotrice, dont les cordons postérieurs de la moelle paraissent être le siége, il peut y avoir amblyopie, sans que le cerveau soit atteint de la moindre lésion. Du reste, ces amauroses ont une marche très-lente, et, en général, la perte de la vue n'arrive qu'avec la perte de la vie.

Des amauroses réflexes. — Lorsque à la suite d'une lésion d'un point éloigné de l'œil, on constate une amaurose sans qu'il y ait lésion ni du cerveau, ni des nerfs optiques, on dit alors qu'il y a amauroses réflexes. Jusqu'à ce moment, on ne l'a remarquée que dans les circonstances suivantes : à la suite de vers dans l'intestin, chez des enfants ; cette rareté d'amaurose a disparu sous l'influence d'un vermifuge, il en a été de même à la suite de carie dentaire, de plaies du sourcil, de contusion du nerf frontal, chez des femmes hystériques.

La physiologie des actions réflexes n'est pas bien connue, on sait seulement qu'il y a des phénomènes réflexes qui consistent dans des mouvements qui apparaissent dans un point déterminé de l'économie lorsqu'on a excité d'autres points éloignés de celui-là.

On a expliqué de cette façon l'ophthalmie sympathique, par des congestions qui surviennent dans un œil sain lorsque l'autre œil a été blessé.

Dans ces amauroses par action réflexe, on trouve en général ou une anémie de la papille, ou une congestion, ou même, parfois, il y a absence totale de lésion.

Ces amauroses réflexes, en général, se montrent d'une façon excentrique sans altération primitive du nerf optique. Leur intensité varie avec l'intensité de la cause, et disparaissent avec elle.

AMAUROSES TOXIQUES.

Jusqu'ici nous avons parlé des amauroses en général et de quelques-unes de leurs variétés, nous allons étudier les amauroses *toxiques*.

On entend par *amauroses toxiques*, des amauroses survenues à la suite de l'introduction dans l'économie de principes toxiques, tels que le tabac, le plomb, l'alcool, etc.; on doit, en outre de ces substances, en signaler d'autres qui naissent dans l'économie par suite d'une altération du sang.

Le diabète ne détermine le plus souvent que des cataractes à marche rapide ou des hémorrhagies capillaires dans la rétine ; dans d'autres cas on voit le diabète déterminer l'amaurose, sans qu'il y ait lésion apparente, et cette affection disparaître sous l'influence du traitement du diabète.

L'urémie produit quelquefois une amaurose subite qui s'efface rapidement sans lésion apparente ; d'autres amauroses, au contraire, sont déterminées par des matières venues du dehors et introduites dans le sang, c'est à ces variétés d'amauroses qu'on a principalement donné le nom d'amauroses *toxiques*.

Les principales sont les amauroses par l'abus de l'alcool, du tabac; par le plomb, l'opium, la bella-

done, le sulfate de quinine, la santonine, le sulfure
de carbone et le phosphore, etc., etc.

Amblyopie alcoolique.—Les phénomènes amblyopiques déterminés par l'alcool sont le plus souvent le
résultat d'une intoxication momentanée ou permanente apparaissant plus ou moins rapidement, suivant les sujets, la constitution, l'âge, le sexe et le
tempérament, suivant aussi le degré de concentra-
tion de l'alcool et les différentes formes sous lesquelles il est ingéré. On connaît depuis quelque
temps les effets physiologiques de l'alcool sur le tube
digestif (Magendie, *Précis élémentaire de physiologie*,
4ᵉ édition, tome II, page 142); dans le sang (Schultz);
sur les poumons (Magendie, *Bulletin de la Société phi-
lomatique*, 1811); sur le rein (Bouchardat et Sandras,
Annales de chimie et de physique, 3ᵉ série, tome XXI,
pages 450 et 454); dans les centres nerveux (par
Hopfer, *Observations médicales prat. De Affectibus
capitis*, page 7.—Schrœder, *Observations anatomiques
médicales*); mais ses effets sur les fonctions de la vue
n'ont été étudiés que dans ces derniers temps.

Causes. — L'amblyopie alcoolique reconnaît pour
causes le cortége ordinaire des causes générales.

Les phénomènes amblyopiques se font surtout remarquer chez les adultes depuis 40 ans jusqu'à 50.
Sur 17 cas que j'ai rassemblés, il y en avait 11 de 40
à 50 ans et 6 de 35 à 40 ans.

Ces phénomènes amblyopiques, déterminés par

l'alcoolisme, se font surtout remarquer chez les adultes, car en général c'est à cet âge de la vie que les abus alcooliques sont le plus fréquents.

Les tempéraments faibles, chétifs, résistent beaucoup moins à l'action de l'alcool que ceux qui ont un tempérament robuste. Relativement aux professions, nous avons trouvé, d'après nos observations, que les professions qui fournissaient le plus d'amblyopiques étaient les marchands de vin, les liquoristes et les boulangers.

Les boissons qui renferment beaucoup d'alcool, le vin, l'absinthe, la chartreuse, le rhum, le rack, les liqueurs de table, le kirswasser, le marasquin, ont une influence considérable sur la production des phénomènes amblyopiques, passagers ou permanents.

Ces boissons renferment de l'alcool à un degré plus ou moins concentré; l'absinthe ordinaire par exemple renferme :

Absinthe. .... 1 partie.
Alcool................... 4   —

La liqueur d'absinthe, qui produit les effets les plus funestes, et connue sous le nom d'absinthe suisse dans le Doubs et le Jura, n'est pas faite avec l'absinthe, mais avec le génipi (Reveil).

L'absinthe ordinaire est fabriquée avec de l'absinthe, des racines d'angélique, de canne aromatique, de semences de badiane, de cumin, de dictame de Crète, de l'origan, du fenouil, de la menthe, de la

mélisse, avec addition de 1 gramme par litre d'es-
sence : on y ajoute quelquefois de l'indigo ou du sulfate de cuivre sous le nom de bleu éteint, et quelquefois de la teinture de curcuma ; mais ces essences
hydrocarbonées et les camphres ou essences oxygé-
nées, ingérées et absorbées à l'état d'émulsion ou de
dissolution, sont vénéneux.

Le kirch est une liqueur limpide, alcoolique, ob-
tenue par fermentation de cerises ; le kirch contient
des traces d'acide cyanhydrique.

Toutes ces liqueurs agissent, d'une part, à l'aide
de l'alcool qu'elles renferment, et de l'autre, quelques-unes, par des principes délétères.

Comment agissent ces substances après avoir été
ingérées ? Elles sont digérées et alors plus ou moins
métamorphosées ; elles passent dans le sang.

Magendie a démontré, le premier, que l'alcool dans
l'estomac coagule le mucus et l'albumine, qui se-
raient ensuite digérés comme des aliments ; l'alcool
est ensuite absorbé et porté dans le sang. Ségalas
attribue l'ivresse alcoolique à la présence de l'alcool
dans le sang. Hassefuhr émit aussi l'opinion que le
sang contenait de l'alcool pendant la durée de l'ivresse
(*Rust's Magasin*, Bd. XXVII, p. 298 ; 1828). MM. Bouchardat et Sandras ayant soumis à la distillation du
sang de chiens auxquels ils avaient fait avaler de l'alcool, ainsi que le sang retiré de la veine d'un homme
en état d'ivresse, ils obtinrent un produit qui leur parut
exhaler de l'alcool, sans que pour cela ils pussent y
constater positivement la présence de l'alcool (*De la*

digestion des boissons alcooliques et de leur rôle dans leur nutrition. Ibid., tome XXI, p. 448). 700 gr. de sang artériel soustrait par la section des carotides à deux chiens alcolisés, une heure et demie après l'ingestion, ont donné 5 grammes d'un produit offrant tous les caractères de l'alcool, brûlant à l'air libre.

Une fois introduit dans le sang, l'alcool s'élimine par le poumon, le rein, la peau. Mais l'alcool, comme les autres produits du même genre, possède une affinité d'élection pour les centres nerveux, il s'y localise, s'y accumule de telle sorte que pendant la durée de l'alcoolisation, la substance nerveuse renferme à poids égal plus d'alcool que les autres tissus de l'économie, le poumon et le rein par exemple. Beaucoup de médecins, en effet, avaient remarqué, chez les sujets morts en état d'ivresse, que le cerveau exhalait une odeur alcoolique. Deux observateurs (Kepser, *Obs. med. prat. De Affectibus capilis*, p. 7. Schrœder, *Obs. anat. med.*) ont pu faire remarquer que, chez les alcooliques, la sérosité des ventricules cérébraux répandait une certaine odeur de vin ou d'alcool. Ogston raconte même en avoir trouvé.

Maurice Perrin est le premier qui ait démontré que 440 grammes de substances nerveuses de cerveaux, ayant appartenu à des chiens sacrifiés pendant l'ivresse et soumis à la distillation avec 200 grammes d'eau, cédèrent 3,25 grammes d'alcool, capable de brûler. Il est probable que cette absorption de l'alcool par la substance nerveuse a lieu non-seulement dans les grands centres nerveux, tels que le cerveau et le cervelet, mais encore dans les gros troncs nerveux, tels que le nerf optique et son épanouissement la rétine.

Comment agit l'alcool sur le système nerveux? Il se met en contact avec la matière nerveuse et pénètre sa substance. Brodie avait admis cette opinion, à savoir que l'alcool impressionnait directement les nerfs de l'estomac, qui agissent à leur tour sur le cerveau, et pouvaient aussi influencer la rétine. Les accidents d'intoxication pouvaient être tels que, suivant cet observateur, ils avaient pu provoquer des accidents graves, la mort même, sans l'intervention de l'absorption.

D'après Marcet (*On experimental inquiry into the action of alcohol on nervous system*, in *Med. Time and Gaz.* 1860, t. I, p. 214, 264, 312), l'alcool impressionnerait les nerfs et suspendrait habituellement la sensibilité générale et spéciale.

On voit, d'après ces expériences, comment peuvent s'expliquer le trouble subit dans les organes des sens, et en particulier dans la rétine, pour déterminer une amblyopie passagère, et d'après cet auteur, le contact seul de l'alcool avec les nerfs pourrait déterminer des troubles du côté des organes des sens et de la vue en particulier.

Relativement à son action intime, il existe deux opinions : on a dit que l'alcool respectait la structure intime des nerfs tout en abolissant leurs fonctions, ce serait par action de contact qu'il agirait sur la substance nerveuse.

Mais de nos jours, M. Roudanowski a fait, à l'Académie des sciences, une communication récente où il affirme qu'en pratiquant des coupes sur les nerfs ou les centres nerveux à l'aide d'un procédé nouveau, il constata de véritables altérations organiques dans les parties constituantes du système nerveux, à l'aide de certains poisons. L'action de ces poisons diffère; ainsi la strychnine altère le cylindre axis; l'opium, le chloroforme et l'alcool, modifient la myéline qui forme de petits corps brillants (*Observations sur la structure du tissu nerveux par une nouvelle méthode*, in *Comptes-rendus de l'Académie des sciences*, t. XLIX, p. 100).

C'est ainsi qu'on peut s'expliquer comment l'emploi de l'alcool détermine une perturbation dans les fonctions du cerveau, et en particulier dans celles de la rétine.

Symptômes. — Le début de l'amblyopie alcoolique a lieu, tantôt d'une manière lente, elle est alors procédée de la perte des forces, de l'inappétence, de la céphalalgie, de l'agitation pendant le sommeil, ou bien tantôt elle débute brusquement dans l'espace de plusieurs jours par un affaiblissement de la vue, accompagné de vertiges continuels ou d'étourdissements.

La mémoire s'affaiblit (voir l'observation n° 15), et il y a de l'embarras de la parole ; d'autres fois au contraire, on rencontre du tremblement des lèvres; dans les membres supérieurs et inférieurs, quelques malades ont perdu le sens génésique. Le malade se plaint d'avoir constamment devant les yeux un brouillard blanc-grisâtre, tantôt bien limité, d'autres fois à bords mal définis. Ce signe est un des plus constants de l'amblyopie alcoolique; aussi, sa présence empêche-t-elle les malades de pouvoirse conduire. M. Galezowski a fait remarquer que les malades confondaient facilement les objets luisants métalliques de différentes couleurs, par exemple, les monnaies d'or et d'argent, et c'est pour ce motif qu'ils viennent souvent consulter. On doit ajouter que les amblyopiques ne peuvent voir que le soir et le matin, au demi-jour; la trop grande lumière les empêche de voir les objets, ils prennent quelquefois la couleur verte pour la couleur bleue. A l'ophthalmoscope on trouve assez fréquemment une teinte blanche opaline ou bleue (5 fois sur 17), une hyperémie de la papille; plus tard, quand la congestion s'est prolongée, la papille présente une teinte gris-bleuâtre.

Dans la troisième période elle offre les caractères de l'atrophie blanche.

La marche de l'amblyopie est quelquefois aiguë, c'est que les accidents amblyopiques disparaissent au bout d'un certain temps; d'autres fois, et ce serait le cas le plus fréquent, il y aurait une intermittence dans les troubles de la vue, ils changent d'un moment à l'autre; cette intermittence suffit pour établir le diagnostic entre l'amblyopie alcoolique et l'atrophie de la papille commençante, dans laquelle les phénomènes sont persistants.

La durée de cette affection varie beaucoup, car elle peut durer plusieurs jours, plusieurs semaines, plusieurs mois, suivant l'existence de la cause qui l'a produite. Ce qui rend le pronostic plus fâcheux, ce qui gêne davantage les malades, ce sont les hallucinations et la difficulté de reconnaître les objets brillants. La persistance des altérations de la rétine constitue un pronoctic défavorable.

Le traitement consiste principalement dans la suppression des boissons alcooliques, dans l'administration de pilules d'opium tout les jours, et de bromure de potassium à la dose de 2 grammes.

Amaurose par le tabac. — Une des substances qui ont été accusées le plus souvent, dans ces derniers temps, de produire l'amaurose, c'est le tabac. En effet, il résulte de quelques statistiques, que, d'une manière générale, sur 5 amblyopiques, il y a 4 hommes et 1 femme; ce fait a contribué à faire supposer que l'usage du tabac est une des causes principales; cependant quelques autres substances, l'alcool entre autres, ajoutent leurs effets à ceux du tabac; aussi, il arrive souvent que l'abus du tabac n'est qu'un des éléments d'intoxication. Cette cause d'atrophie du nerf optique n'a pas échappé à Adolphe Zander, car nous trouvons dans une traduction de ses notes en anglais par Caster, *The Ophthalmoscope*, 1864, et que nous reproduirons en français (Note de Caster, page 131) :

« L'étude sur les atrophies du nerf optique a attiré l'attention de plusieurs auteurs sur leurs différentes causes ; ils les ont attribuées en grande partie à l'usage excessif du tabac. Il y a déjà plusieurs années, Mackenzie et d'autres auteurs ont décrit cette maladie sous le nom d'*amaurose du tabac*, et tout récemment Wordsworth, en Angleterre, et Sichel, en France, ont émis cette même idée.

« L'usage du tabac est très-général, et la consommation par les jeunes gens augmente tellement que son action devrait être étudiée avec le plus grand soin.

« Il est certain que le tabac est une des causes fréquentes de l'atrophie de la papille.

« M. Wordsworth a reconnu, d'après sa propre expérience, que les malades atteints de l'atrophie du nerf optique sont de grands fumeurs.

« M. Critckett confirme cette manière de voir. »

Tout récemment, M. Wordsworth a déclaré à la Société huntérienne qu'il peut, à l'aide de l'ophthalmoscope, reconnaître les fumeurs. Sur ma demande, il m'a honoré d'une lettre, où après avoir signalé les difficultés de reconnaître les variétés de couleur et d'apparence de la papille, il ajoute : Je crois que le changement qu'on observe dès le début est l'augmentation des vaisseaux d'une partie de la papille.

Au bout de quelque temps, le nerf devient inéga-

lement coloré ; une partie est vasculaire et une autre
est anémique ; dans un bon nombre de cas que j'ai
observés, cela était très-évident, et à peu près dans la
moitié des cas, il y avait ces changements. Dans
une période plus avancée, les contours de la papille
deviennent confus ; le bord choroïdien devient terne
et grisâtre, ensuite apparaissent les signes de l'atrophie de la papille.

Chez un certain nombre de fumeurs que j'ai exa-
minés, j'ai remarqué constamment le nerf optique
hyperémié, sans que pour cela la vue soit troublée.

Actuellement, je vois de temps en temps des cas de
troubles de la vue, dont je ne peux expliquer autre-
ment la cause que par l'usage du tabac, et je commence
à croire que cette cause est plus fréquemment la
source d'amblyopie qu'on ne le croit généralement.

M. Critchett pense que dans ces affections aucun
traitement ne peut réussir tant qu'on ne suspendra
pas l'usage du tabac.

M. Carter a voyagé lui-même en Égypte et en
Turquie, et a consulté au sujet de l'influence du tabac
sur la vision, les médecins résidant dans le pays,
entre autres M. Farquhar, d'Alexandrie, chirurgien
consultant, et le Dr Dickson, médecin de l'ambassade
anglaise à Constantinople.

M. Dickson dit que l'amaurose n'est pas une affection fréquente à Constantinople et en Turquie, quoique l'habitude de fumer soit répandue dans la population mahométane, chrétienne et juive. L'usage

habituel du tabac par mois pour une personne peut être estimée à 1,283 grammes.

Le Dr Hubsch, de Constantinople, a communiqué à M. Carter les renseignements suivants : Si l'on désire savoir, sous la dénomination générale d'amaurose, s'il y a beaucoup d'aveugles à Constantinople, en exceptant les cataractes, je suis à même de répondre que Constantinople, comparé aux autres centres de population, présente un chiffre d'aveugles de beaucoup inférieur à celui des autres capitales ; les affections oculaires sont plus rares et n'offrent aucun caractère particulier digne d'être noté.

Il y a des amauroses dépendantes du vice syphilitique en nombre assez considérable ; il y a quelques amauroses cérébrales dépendantes de lésions du système nerveux ; les maladies du cerveau et de la moelle dans ces derniers temps ont pris un développement en rapport avec l'activité fébrile de notre siècle et l'agitation permanente des esprits ; il y a quelques cas très-rares d'amauroses albuminuriques. J'ai observé des amauroses chez des femmes grosses disparaissant avec la délivrance (3 cas). J'observe actuellement cette forme d'amaurose dépendante d'une rétino-choroïdite postérieure, elle est très-fréquente chez les personnes qui s'occupent de travaux qui fatiguent la vue.

Quant à l'action du tabac sur les yeux, elle est très-problématique, et tout le monde fume du soir au matin et du matin jusqu'au soir ; les hommes fument beaucoup ; les femmes un peu moins que les hommes, et les enfants fument de l'âge de 7 à 8 ans. Je n'ai jamais pu attribuer l'amaurose à l'abus du tabac, le nombre des fumeurs est immense, le nombre des amauroses est limité. La fumée détermine souvent chez les personnes qui ont la peau fine et la conjonctive très-délicate des irritations chroniques, des congestions locales ou des blépharites ciliaires avec pertes des cils, larmoiement continu et rougeur plus ou moins intense.

Pour Follin, la question des amblyopies par le tabac serait une opinion encore controversée, et les faits que l'on a invoqués en faveur de cette intoxication ne prouvent rien, car leurs auteurs n'indiquent pas la quantité de tabac qui a été fumée chaque jour ; on sait en effet, dit cet auteur, que beaucoup de gens passent pour être de grands fumeurs qui ne fument qu'une minime quantité de tabac.

Cependant il cite deux cas d'intoxication par la fumée du tabac. L'un des malades fumait 40 grammes de tabac par jour, l'autre fumait toute la journée, et la nuit pendant son réveil il fumait encore. Il se plaignait d'une congestion habituelle de la tête avec de la céphalalgie, tendance marquée au sommeil, le jour, il avait des troubles légers de la mémoire qui s'accompagnaient d'obscurcissement de la vue.

La cessation rapide et complète de l'habitude de fumer fit cesser ce phénomène.

Symptômes. — Il existe dans le cas d'amaurose par le tabac une congestion plus ou moins vive de la papille du nerf optique , décoloration de la papille avec effacement des troncs artériels et conservation du calibre de la veine ; au bout de quelque temps la congestion s'efface, et à sa place on constate la régression des éléments des nerfs ; une atrophie papillaire qui d'abord centrale marche plus ou moins rapidement vers des altérations plus étendues du système nerveux central. Le début de cette intoxication s'annonce par des congestions, de la céphalalgie et de la somnolence, puis des troubles de la vue qui débutent surtout du côté gauche (d'après Hutchinson) ; les objets vus de ce côté étaient recouverts d'un brouillard, sans scotomes ni étincelles lumineuses, sans douleurs profondes. Ordinairement l'œil droit serait attaqué deux mois après l'œil gauche.

Pronostic. — Si aux symptômes de congestion succèdent des phénomènes d'atrophie papillaire, au bout de deux ans, il y a perte complète de la vision.

En résumé, les phénomènes amblyopiques déterminés par l'intoxication du tabac sont loin d'être fréquents, et le plus souvent, il n'y a pas d'altération de la rétine.

Le traitement consiste à supprimer son usage.

Amblyopie saturnine. — L'intoxication saturnine peut produire ce que l'on a appelé l'amaurose saturnine. L'intoxication saturnine fait sentir ses effets sur les yeux de deux manières : 1° en agissant sur le muscle ciliaire, en le paralysant ; 2° en provoquant directement des altérations de la rétine. En paraly-

sant l'action du muscle ciliaire, il s'oppose aussi à l'accommodation, il en résulte des troubles que l'on cor-
rige à l'aide des verres biconvexes; ce moyen de traitement sert en même temps de moyen de diagnostic.

Il n'en est plus de même des altérations de la
rétine, qui déterminent une notable diminution de
l'acuité de la vision. Mais M. Danjoy a fait remarquer, dans un mémoire publié en 1864, que la plupart des cas d'amblyopie saturnine doivent se rat-
tacher à une albuminurie, et alors l'amaurose saturnine, suivant cet auteur, n'est qu'une amaurose
albuminurique avec les lésions rétiniennes qui accompagnent cette maladie.

On trouvera plus loin deux cas d'amauroses saturnines communiquées à la Société médicale de l'Ély-
sée, le 3 février 1868, par M. Meyer.

Dans le premier cas, on verra qu'il s'agit d'une
jeune fille qui avait eu des coliques de plomb, puis
une hémiplégie, et six mois après diplopie, strabisme
interne; l'apparition d'une amaurose saturnine carac-
térisée par une cécité devenue complète au bout de
quatre mois, sans avoir éprouvé de douleurs de tête.
Il y avait absence de phosphènes. L'ophthalmoscope
permit de reconnaître des deux côtés la coloration
blanchâtre, nacrée, tendineuse, des papilles optiques,
avec excavation atrophique, diminution du calibre des
vaisseaux ; la rétine était transparente et rien ne
pouvait indiquer qu'il y avait eu antérieurement une
rétinite albuminurique.

Dans la deuxième observation, il s'agit d'une

jeune fille intoxiquée par le plomb, qui eut plusieurs pertes subites de connaissance; elle se plaignait d'être aveugle, cependant on reconnut qu'elle distinguait encore la clarté d'une lampe à 2 mètres de distance, tandis que le champ visuel paraissait très-rétréci, et la pupille était dilatée. A l'ophthalmoscope, on reconnut la transparence du milieu de l'œil. Papille tuméfiée, s'élevant au-dessus du niveau de la rétine, perte de transparence, teinte grise nuancée de rouge. Rétine opaque au voisinage de la papille optique, veines rétiniennes plus larges, flexueuses, foncées, artères anémiées. Les lésions et troubles fonctionnels sont identiques des deux côtés.

Le traitement est le même que celui des affections saturnines.

En résumé, les cas d'amaurose produite par l'intoxication plombique sont rares, et le plus souvent on observe chez les malades des troubles passagers de la vue.

Amaurose par le sulfate de quinine.—M. de Graefe, dans les *Archives d'ophthalmolgie*, a publié deux cas d'amauroses, produites à la suite de l'absorption du sulfate de quinine chez un malade qui avait absorbé, pendant l'espace de plusieurs semaines, 24 grammes de sulfate de quinine.

Une deuxième maladie avait absorbé 32 gr., on remarque chez lui que l'œil gauche était très-sain, mais l'amaurose était complète à droite. Pendant tout le traitement, de la fièvre intermittente par le sulfate de quinine, il eut de forts bourdonnements d'oreille.

M. Trousseau (*Traité de thérapeutique*, t. II, p. 350), rapporte qu'un jour, d'après son conseil, un malade prit, en une seule fois, 3 gr. de sulfate de quinine, pour se guérir d'un asthme qui revenait tous les jours à heure fixe. Quatre heures après l'absorption du médicament, il éprouva des bourdonnements d'oreille, des étourdissements, des vertiges et d'horribles vomissements. Sept heures après l'administration de la quinine, le malade était aveugle, sourd, se levait et ne pouvait marcher, tant étaient graves les vertiges qu'il éprouvait, à chaque instant il vomissait, en un mot il était sous l'influence d'une véritable intoxication. Ces accidents auxquels, d'ailleurs, il n'apporta aucune médication, cédèrent spontanément dans le courant de la nuit. Dans ces cas, la papille n'avait pu être examinée. Eu égard au grand nombre de malades qui prennent du sulfate de quinine à haute dose, on voit que l'intoxication amblyopique est très-rare.

Amaurose par l'opium. — L'opium pris à haute dose peut déterminer des troubles visuels, mais il agit comme la fève de Calabre, c'est-à-dire en exerçant son action sur le muscle ciliaire, qui comprime à son tour le cristallin et augmente sa convexité : il en résulte que l'image se forme en avant de la rétine, en même temps la pupille se contracte. L'opium détermine à dose élevée ce que la fève de Calabre détermine à faible dose.

Ces phénomènes se produisent lorsqu'on injecte sous la peau une forte dose de chlorhydrate de morphine, comme on peut le remarquer dans les empoisonnements ; alors il se produit des phénomènes de contraction pupillaire et de l'amblyopie.

Si donc on avait affaire à ces sortes de troubles, on devrait d'abord appliquer un verre biconcave pour corriger les effets de la réfraction, et si le malade n'éprouvait pas de mieux , il faudrait attribuer le trouble observé à une action directe de l'opium sur la rétine.

Du reste, dans ces cas, l'examen ophthalmoscopique n'a pas été appliqué.

Les abus de l'opium en fumée ont produit en Chine la cécité ; c'est pour ce motif, au dire de quelques voyageurs, que ces médicaments ont été interdits sous les peines les plus graves.

Amaurose par le sulfure de carbone. — Je ne ferai que mentionner en passant les amauroses que l'on peut rencontrer chez les ouvriers qui travaillent le sulfure de carbone, et que M. Delpech a signalés le premier.

Amaurose produite par la santonine. — Aujourd'hui il est généralement admis que la santonine donnée à haute dose produit des phénomènes d'intoxication, à la suite desquels les objets paraissent verts ; ces phé-

nomènes sont passagers. D'après quelques auteurs,
ils s'expliquent facilement par la coloration jaune du
sérum du sang : on suppose en effet qu'il en est ainsi,
parce que la santonine prise à l'intérieur donne à
l'urine une coloration citrine ou orange, sans parti-
cipation de la bile.

Dans cette variété d'amblyopie, pas d'altérations du
fond de l'œil à l'ophthalmoscope. Du reste, à quelque
variété qu'elle appartienne, l'amaurose cérébrale
s'accompagne d'hyperesthésie de l'œil, de douleurs
frontales et périorbitaires.

Pour être complet, je devrais parler en détail de
quelques autres amauroses, telles que l'amaurose par
la belladone, par l'urée ; je me propose, dans un travail ultérieur, de donner une description complète de
ces intoxications.

DIAGNOSTIC. — Quand on se présente en face d'un
malade qui se plaint de la perte de la vue, il est nécessaire d'établir : 1° que l'on a affaire à une amaurose ;

2° Reconnaître qu'elle est la cause et par suite l'espèce d'amaurose ;

3° Si on a reconnu l'amaurose toxique, déterminer
à quelle variété on a affaire.

On reconnaîtra facilement en général l'amaurose
de la cataracte, par l'attitude du malade, qui a la
tête toujours élevée ; la pupille est large, moins mo-
bile et d'une couleur noire dans l'amaurose.

On reconnaîtra l'amaurose rétinienne à l'aide de
l'éclairage direct et de l'éclairage oblique, qui per-

mettront de ne pas la confondre avec des lésions des différents milieux de l'œil; si l'amaurose est rétinienne, on devra en chercher la cause dans des altérations siégeant dans le nerf optique et la rétine, le cerveau, la moelle épinière, l'action réflexe ou l'empoisonnement.

Enfin, les différents caractères des amauroses toxiques permettront de les reconnaître entre elles d'après les symptômes que j'ai indiqués précédemment.

Le pronostic des amauroses est toujours sérieux; il dépend d'une foule de considérations particulières ; les amauroses oculaires cérébrales, spinales, présentent une gravité qui dépend de la cause qui les a produites ; les amauroses par action réflexe offrent en général peu de gravité.

Les amauroses par intoxication sont dans les premières périodes facilement guérissables.

Traitement des amauroses. — On doit chercher des indications thérapeutiques dans les conditions étiologiques de l'amaurose; aussi le traitement devra varier avec chaque espèce.

Toutes les variétés d'amauroses qui ont leur cause en dehors de la rétine, devront être combattues par des moyens spéciaux qui varient avec chacune d'elles.

Quant aux amauroses rétiniennes, on devra procéder à leur égard un peu différemment ; en effet, la plupart d'entre elles sont difficilement combattues directement, s'il reste des phénomènes de congestion, il sera indiqué de faire une déplétion sanguine.

A la deuxième période, lorsque la congestion disparaît peu à peu et fait place à un état régressif de la papille, avec tendance vers l'atrophie, on devra employer les dérivatifs, les pédiluves, quelques purgatifs.

Lorsque la papille est dans un état anémique, il faudra faire usage des excitants externes: vésicatoires, frictions aromatiques, strychnine.

Dans les cas d'intoxication alcoolique, il faudra supprimer la cause et administrer de l'opium et les calmants.

Enfin, dans les diverses variétés d'intoxication, on devra avoir égard à la cause de l'intoxication, pour la combattre immédiatement, et ensuite administrer le bromure de potassium, pour calmer le système nerveux. Si par suite de l'amaurose il y a eu un défaut d'accommodation dans la vue, il faut faire usage de verres appropriés.

Observations.

OBSERVATION Iʳᵉ.

Amblyopie alcoolique.

C....., employé, 12, boulevard Rochechouart, 40 ans, se présente, le 8 avril 1867, pour être traité.

Ce malade, qui est d'une constitution moyenne, n'avait jusque-là rien éprouvé d'anormal du côté des yeux lorsque, il y a trois semaines environ, il remarqua de la difficulté pour voir les objets.

Lorsqu'on procède à l'examen opthalmoscopique, on trouve que le côté interne de la papille est plus pâle, que le côté externe est normal, c'est-à-dire rosée dans sa plus grande partie ; elle présente, en outre, une teinte opaline ; les veines sont engorgées et variqueuses ; il existe en même temps du tremblement dans les jambes et les lèvres à la moindre impression et dans les mains en écrivant. La nuit il dort peu, il devient impressionnable, s'effraye très-facilement, voit des petites mouches ou des couleurs ; la voix est saccadée ; il est souvent privé de sommeil ; s'il s'assoupit, il est tourmenté par des rêves bizarres et par des visions ; il a souvent de la soif, de l'inappétence, de la constipation et des vomituritions bilieuses. La langue est sèche et rouge ; sa physionomie pâle porte l'empreinte de la fatigue et de la souffrance. Il y a diplopie qui revenait de temps en temps plusieurs années avant que la vue ne fût affaiblie. Pendant le service militaire, ce malade se livrait à l'abus des boissons alcooliques. Il voit constamment du brouillard blanc devant ses yeux ; il voit mieux le soir ; ne distingue pas le vert qui lui paraît jaune et le bleu qui lui paraît noir.

Traitement : Abstinence de boissons alcooliques et opium.

OBSERVATION II.

(Recueillie par M. Galezowski.)

C. (Gaspar), né à Charoud, âgé de 47 ans, est d'une constitution moyenne, poseur de rails sur le chemin de fer de Paris, vint consulter, le 13 novembre 1867, pour un trouble de la vue; son œil droit était perdu depuis très-longtemps, par suite d'un abcès perforant de la cornée, mais l'œil gauche était toujours très-bon et le malade voyait parfaitement de loin et de près.

Depuis deux ans, il s'est aperçu que sa vue s'affaiblissait au loin, et il lisait à peine le caractère n° 10. Tous les objets lui apparaissent comme à travers un brouillard blanc très-épais; en même temps, il accuse très-souvent des phénomènes d'hallucinations de la vue très-bizarres et des plus prononcés. Ainsi, il lui arrive bien souvent de voir des personnes de sa connaissance passer devant lui, tandis qu'en regardant avec plus d'attention il se convainc bientôt que ce n'était qu'une illusion ou hallucination de la vue. C'est ainsi qu'il lui arrive de voir tantôt son chef, tantôt une machine à vapeur qui apparaît au loin, surtout au grand jour et en été; il s'aperçoit bien vite que c'est aussi une hallucination de la vue. Par moments, il voit des taches de couleur devant les yeux ou sur les objets qu'il veut regarder. Les couleurs sont perçues difficilement et surtout le vert que le malade confond avec le gris ou le bleu.

L'examen ophthalmoscopique ne nous démontre qu'une pâleur partielle de la papille sans aucun signe d'atrophie.

Evidemment il s'agissait ici d'une amblyopie toxique provoquée par l'abus des alcooliques.

Questionné à ce sujet, le malade a déclaré avoir bu beaucoup de vin blanc et de liqueurs fortes le matin.

Nous avons recommandé au malade l'abstention complète des alcooliques de toutes sortes, et nous prescrivions, en outre, l'application de ventouses sèches sur le dos, deux fois par semaine, pendant deux mois, et le bromure de potassium à l'intérieur, à la dose de 2 cuillerées à bouche par jour de la potion contenant 15 à 20 grammes de bromure de potassium pour 200 grammes d'eau. Ce traitement lui a réussi parfaitement, et, le 3 janvier de l'année courante, il put lire avec le verre n° 18 biconvexe, le n° 3 de l'échelle typographique, et distinguer facilement les couleurs.

OBSERVATION III.

Amblyopie alcoolique.

L..... (Alfred), âgé de 41 ans, colleur de papiers, d'un tempérament bilieux, se présente pour se faire traiter le 29 février 1868. Il existe chez ce malade un tremblement des lèvres et des membres supérieurs et inférieurs ; sa marche est incertaine et sa voix est saccadée ; la nuit, il est pris de sommeil ou tourmenté par des rêves bizarres et des visions. Il a de la soif, de l'inappétence, de la constipation et des vomituritions.

L'examen ophthalmoscopique ne révèle absolument rien, cependant il est atteint d'amblyopie toxique depuis le 15 janvier ; la vue s'affaiblit pendant huit jours et reste aujourd'hui au même point ; lit difficilement le n° 3. Au loin, la vue affaiblie ne distingue pas le vert, mais il a certainement devant les yeux un brouillard blanc ; il ne reconnaît pas une pièce d'or d'une pièce d'argent. Il n'éprouve pas d'hallucination. La papille droite est irrégulière et plus petite qu'à l'état normal.

Traitement : On a administré à l'intérieur 2 grammes de bromure de potassium. Il n'existe rien dans les urines, excepté du phosphate de soude, de chaux et de magnésie, qui troublent sous l'influence de la chaleur et disparaissent avec un acide.

OBSERVATION IV.

Amblyopie toxique.

G....., âgé de 40 ans, demeurant rue de Paris, à Belleville, avait eu la vue toujours bonne ; mais il y a deux mois environ il s'aperçut d'une certaine diminution dans l'acuité de la vision ; en venant consulter, on ne tarda pas à lui reconnaître une amblyopie toxique.

A l'examen ophthalmoscopique, il n'existait aucune altération appréciable ; le champ visuel était considérablement diminué ; les digestions sont un peu irrégulières, et le malade présente tous les signes d'une congestion cérébrale et d'un ramollissement consécutif; de plus, on pouvait remarquer un léger affaiblissement de la jambe et du bras droits.

Traitement : A l'intérieur, on a administré à ce malade 2 grammes de bromure de potassium.

OBSERVATION V.

Amblyopie toxique.

D....., âgé de 48 ans, employé, rue de Lyon, 37. Ce malade, qui a toujours eu une bonne constitution, a été atteint, il y a deux mois, d'une amblyopie toxique. Déjà, depuis six ans, il larmoyait, surtout au contact du vent et des temps humides. La lumière solaire le gêne beaucoup ; le soir, il voit mieux, ne voit pas si bien au loin, tandis qu'avant il voyait bien. Il se plaint d'avoir constamment un *brouillard blanc* devant les yeux, et il lui est impossible de distinguer la monnaie d'or d'avec la monnaie d'argent.

Si on l'oblige à lire, on ne tarde pas à s'apercevoir qu'il lit difficilement le n° 7.

La couleur verte et la couleur rouge lui paraissent jaunes.

A l'examen ophthalmoscopique, on ne trouve rien de particulier.

Traitement. Ce malade fut soumis, pendant deux mois, à l'abstention complète des alcooliques et à l'usage du bromure de potassium, à la dose de 4 gr. par jour, et des douches froides sur la colonne vertébrale. Il recouvra alors complétement la vue.

OBSERVATION VI.

Amblyopie alcoolique.

Le nommé S..., âgé de 43 ans, assez robuste; le 8 mars 1868, est agité de tremblement des membres, de la langue et des lèvres, ses forces s'affaiblissent, la voix est grêle, le champ visuel n'est pas diminué. Voit moins le soir que le jour; on y rencontre les autres symptômes, tels que la présence d'un brouillard blanc devant les yeux; l'acuité de la vision est bien diminuée ; à l'examen ophthalmoscopique, aucun signe manifeste.

Traitement. On ordonne comme traitement 2 pilules d'extrait thébaïque et de porter des conserves.

Il se présente une deuxième fois, le 28 avril, et il a conservé le même état où nous l'avons vu le 28 mars.

On instille dans l'œil quelques gouttes du collyre suivant :

Laudanum de Rousseau :	10 gouttes.
Eau :	160 gr.
Sulfate de morphine :	0,15 »

OBSERVATION VII.

Amblyopie toxique.

Le nommé H..., âgé de 25 ans, typographe. Ce malade, qui présente une constitution assez forte, avait toujours eu la vue bonne. Mais il y a environ un an, il fut atteint d'une amblyopie double, surtout de l'œil gauche. Pendant quelque temps, ce malade, qui avait l'habitude de se livrer à l'usage de boissons alcooliques, est devenu triste, inquiet et se trouve agité d'un tremblement nerveux dans les membres ; il est tourmenté par des hallucinations de la vue et de l'ouïe, en même temps il existe un tremblement des lèvres, des membres supérieurs et inférieurs, sa démarche est incertaine et sa voix saccadée. La nuit, il est privé de sommeil ou bien encore il est tourmenté par des idées bizarres ; il a de la soif, de la constipation et des vomituritions. Il aperçoit des objets qui n'existent pas, et il est effrayé.

Quand on examine l'étendue du champ visuel, on trouve qu'il est considérablement diminué, il voit mieux le soir que le jour. L'œil gauche distingue plus facilement les couleurs. A l'examen, ophthalmoscopique on n'a rien trouvé.

On donne à l'intérieur de l'opium , une pilule d'extrait thébaïque de 0,05 à 0,10 centigrammes,

OBSERVATION VIII.

Amblyopie alcoolique.

Le nommé B..., 36 ans , boulanger, rue Saint-Martin, 103. Depuis longtemps se livre à l'usage des liqueurs alcooliques ; il présente un tremblement des lèvres, des membres supérieurs et des membres inférieurs, a commencé par être d'abord triste et inquiet, sa démarche est incertaine et sa voix est saccadée, la nuit il est privé de sommeil, il éprouve de l'inappétence et de la constipation, sa langue est sèche et rouge. Depuis quatre mois, il s'aperçoit que sa vue se trouble. Il existe en effet sur ses yeux un brouillon blanchâtre; il voit mieux dans la chambre obscure. Ne peut lire que dans le n° 5, et encore le fait-il très-difficilement; il lit deux mots et puis se trouble, ne peut pas distinguer aussi bien au loin qu'auparavant; il éprouve de violents maux de tête. A l'examen ophthalmoscopique on n'a rien trouvé.

15 mars 1867. Il distingue manifestement les couleurs, quoiqu'il ait de temps en temps des hallucinations de la vue.

Vers le 26 avril 1867, il pouvait lire dans le n° 3.

Le 21 janvier 1868, il pouvait lire dans le n° 2, et lit facilement le journal; il voit beaucoup plus loin, et le brouillard blanc qui obscurcissait sa vue est devenu beaucoup plus faible.

Une fois par semaine le brouillard n'apparaît guère que pour durer deux ou trois heures.

Il éprouve quelques hallucinations.

Traitement : bromure de potassium, 4 gr. par jour. Il est allé à la campagne pour tâcher de se guérir.

OBSERVATION IX.

Amblyopie toxique.

Le nommé G..., boulanger, demeurant rue d'Astorg, âgé de 35 ans boit habituellement du bitter, de l'absinthe, du vin blanc en grande quantité, depuis l'âge de 25 ans.

Depuis deux ans, il s'aperçoit que sa vue baisse considérablement. Remarquant qu'un seul verre de liqueur suffisait pour le griser, il s'est abstenu de boire. Il prend encore un litre de vin rouge par jour. Pas de tremblement ni d'hallucinations. Corps étrangers de la cornée gauche, depuis quatre jours. Brouillard blanc; il existe le soir et le matin.

Si on présente à ce malade des verres de différents degrés, on trouve qu'il lit avec le n° 10 de l'œil droit, et avec le n° 7 de l'œil gauche, ne peut distinguer le vert et le bleu. La rétine est un peu opaline, principalement le long des vaisseaux et au pourtour de la pupille.

Traitement. Vésicatoire à la nuque, bromure de potassium, 2 gr. par jour. Au bout d'un mois, pas de changements notables ; la maladie n'a fait aucun progrès.

OBSERVATION X.

Amblyopie alcoolisée.

Le nommé R..., 39 ans, cocher, demeurant rue de Grenelle, a commencé à se faire traiter le 1er mai 1867, pour une amblyopie toxique alcoolique. Ce malade a l'habitude de se livrer à l'usage de boissons alcooliques ; en effet il éprouve fréquemment un tremblement des lèvres et aussi un tremblement dans les membres supérieurs et inférieurs.

Il voit beaucoup mieux le soir que le matin, et la lumière du soleil le gêne considérablement. Il voit constamment devant ses yeux un brouillard gris ; lit le n° 7. A l'ophthalmoscope, on ne trouve rien d'anormal.

Traitement : bromure de potassium à la dose de 2 grammes.

OBSERVATION XI.

Amblyopie alcoolique.

M. T..., marchand de vins, âgé de 41 ans. Tempérament sanguin ; avait toujours eu une bonne vue lorsqu'il s'aperçut, dans le courant du mois de mai, de troubles assez manifestes. Il les attribua à l'usage de boissons alcooliques dont il fait un fréquent usage ; il éprouve de temps en temps des tremblements dans les lèvres, les membres supérieurs et les membres inférieurs, de l'insomnie ; il avait de la soif, de l'inappétence ; la démarche est incertaine et la voix saccadée ; le matin et le soir, ce malade voit plus clair qu'au milieu du jour. Il a sur la vue un brouillard blanc. Ce malade lit le n° 1.

Du côté de l'œil droit, il existe un nuage central cornéen ; il y a une opacité capsulaire et un synchésis postérieur.

Traitement : bromure de potassium, 2 grammes.

OBSERVATION XII.

Le nommé V..., chauffeur, demeurant rue Saint-Louis en l'île, 40 ans. Ce malade, qui est doué d'un fort embonpoint, déclare qu'il avait toujours eu la vue bonne, mais que depuis quinze jours tout d'un coup elle s'affaiblit sensiblement. Si on lui présente à lire de gros caractères, il y arrive difficilement. Le matin et le soir, le malade distingue généralement mieux les objets que vers le milieu du jour. Le matin, il éprouve des tremblements dans les membres supérieurs et les membres inférieurs, qu'il attribue à l'usage immodéré des liqueurs alcooliques auquel il se livre.

Le malade voit encore des éclairs, des bluettes jaunâtres et un brouillard blanchâtre; si on l'examine à l'aide de l'ophthalmoscope, on ne trouve rien d'anormal.

Traitement : bromure de potassium à la dose de 2 grammes par jour.

OBSERVATION XIII.

Amblyopie alcoolique.

Le nommé N..., tailleur, quai des Orfèvres, âgé de 35 ans, déclare s'être toujours bien porté; il n'avait, dit-il, jamais rien éprouvé du côté de la vue; il se livre habituellement à l'usage des liqueurs alcooliques. Il raconte qu'il y a deux mois, il fut atteint subitement d'une amblyopie; il aperçoit toujours un brouillard blanc et des mouches volantes, ne distingue pas la couleur verte, est sujet aux hallucinations de la vue et de l'ouïe, lit dans le n° 7. L'examen ophthalmoscopique ne démontre rien. On lui administra alors du bromure de potassium à la dose de 2 grammes par jour.

Sous l'influence de ce traitement, le 21 avril 1867, il voyait beaucoup mieux et distinguait le vert du bleu, mais il ne distinguait pas le jaune. Il lit dans le n° 6.

OBSERVATION XIV.

Amblyopie alcoolique.

Le nommé Q..., âgé de 47 ans, rentier, demeurant boulevard Montparnasse, était interrogé, le 9 juin 1868, sur l'état de sa santé. Habituellement bien portant, il ne s'était jamais plaint de la vue, malgré l'abus continuel des liqueurs alcooliques, lorsqu'il y a deux mois environ, en se faisant examiner le fond de l'œil, on lui dit que les papilles étaient légèrement blanchâtres; du reste, il aperçoit constamment un voile blanc devant tous les objets. Le grand jour le gêne; il voit beaucoup mieux le matin et le soir. Au loin, il voit trouble, et à un mètre de distance, il ne peut reconnaître un objet. Du reste, ce malade est agité d'un léger tremblement dans les membres supérieurs et inférieurs et les lèvres ; sa voix est saccadée et sa démarche est incertaine; il est habituellement privé de sommeil ou tourmenté par des rêves bizarres.

Traitement : on ordonne du bromure de potassium à la dose de 2 grammes, quatre ventouses sèches à la nuque et sur le dos; de plus, il lui est ordonné de faire usage de conserves de teinte de fumée, de se frictionner le front et les tempes avec la pommade de strychnine.

Le 12 juin, il éprouve un mieux notable et reconnaît les personnes à la distance de 8 mètres. Le brouillard blanc qui lui cachait la vue des objets est en grande partie dissipé.

On continue le traitement.

L'examen ophthalmoscopique n'a rien révélé.

OBSERVATION XV.

Amblyopie alcoolique.

Le nommé C..., âgé de 40 ans, tonnelier à Montrouge, a été examiné pour la première fois, le 16 juin 1868. Ce malade, qui est assez robuste, n'avait jamais rien éprouvé du côté de la vue avant le mois de janvier dernier, quoique, par habitude, il fît un usage immodéré des liqueurs alcooliques. Il confond constamment les teintes secondaires, surtout le rouge. Les objets changent de volume en les fixant, et il ne peut lire que difficilement le n° 5; il confond la monnaie d'or et la monnaie d'argent.

A l'examen ophthalmoscopique, on ne trouve qu'un peu de confusion du contour de la papille droite, et à gauche on ne trouve rien.

On lui prescrit de s'abstenir d'excitants, et de faire usage de bromure de potassium à la dose de 2 grammes par jour. Au bout de deux semaines, le malade revient, mais il n'y a pas eu de changements ; on prescrit alors de nouveau le bromure de potassium à la dose de 3 grammes par jour. Le malade n'éprouve pas encore d'amélioration ; on lui donne 5 grammes de bromure de potassium par jour, et vers le 1er septembre, soit quatre mois après le début de traitement, il voit beaucoup mieux et les phénomènes commencent à se dissiper ; il peut lire les caractères 4 et 5.

OBSERVATION XVI.

Amblyopie alcoolique.

M. T....., âgé de 47 ans, marchand de vin, demeurant à Paris, vint consulter, le 12 octobre 1867, pour l'affaiblissement de la vue dont il était atteint depuis deux mois. Il y a un peu plus de deux mois qu'il est sujet à des étourdissements et des vertiges continuels avec des maux de tête persistants. En même temps, il a une faiblesse dans les jambes ; les mains tremblent continuellement. Sa mémoire s'est sensiblement affaiblie depuis cette époque, au point qu'il ne se rappelle de rien de ce qu'on lui dit et de ce qu'il doit faire. Il éprouve une difficulté très-grande pour parler ; souvent les mots lui manquent. Le sens génésique est complétement perdu. La vue est sensiblement affaiblie ; il lit à peine le caractère n° 30 ; son champ visuel n'est nullement rétréci, mais il a de la peine à se conduire à cause du brouillard blanc grisâtre qu'il a constamment devant les yeux. Le soir, il dit qu'il voit beaucoup plus clair, sans que pourtant il puisse lire ou écrire. En faisant voir le tableau de couleurs, j'ai pu me convaincre que le malade distinguait et définissait bien la première couleur qu'il regardait ; mais dès qu'il avait regardé un instant le vert et qu'on lui faisait voir la couleur de sang de dragon, cette dernière couleur lui paraissait verte. Il suffisait de fermer les paupières pendant quelques instants pour qu'il pût reconnaître après la couleur rouge. La même chose avait lieu avec toutes les couleurs, et il n'y avait que le jaune qu'il ne confondît pas avec les autres.

L'examen ophtalmoscopique nous a permis de constater que la papille présentait une teinte blanche opaline, sans atteindre cette blancheur nacrée que l'on remarque dans une atrophie progressive de la papille. Elle a conservé encore une assez grande quantité de vaisseaux capillaires, mais les veines centrales sont sensiblement engorgées et tortueuses. Rien de particulier dans tout le reste du fond de l'œil. La papille droite est relativement beaucoup plus large que celle de l'œil gauche; elle est en même temps un peu déformée, quoiqu'il n'y ait aucune trace de synéchie postérieure. Cette dilatation et cette inégalité de la papille sont aussi des phénomènes propres à l'alcoolisme et au ramollissement cérébral périphérique des hémisphères dont ce malade est atteint.

OBSERVATION XVII.

Amblyopie alcoolique.

Le nommé B....., qui est âgé de 44 ans, limonadier, possède un tempérament robuste, et il avait eu la vue toujours bonne jusqu'au 30 septembre, époque où il s'aperçut qu'elle s'affaiblissait sous l'influence de l'abus de liqueurs alcooliques.

A l'examen ophthalmoscopique, on pouvait constater que les parties internes des deux papilles étaient un peu blanches. Les vaisseaux, surtout à droite, sont refoulés à la périphérie. Il y a dix mois, il y a eu suppression d'hémorrhoïdes qui a commencé avec le début de l'amblyopie; il lit les caractères n° 10. Au premier moment de la vue des couleurs, surtout du rouge, il les confond, mais un instant après il ne tarde pas à le reconnaître.

On prescrit l'abstinence complète d'alcool. Potion au bromure de potassium, 2 grammes; 2 sangsues à l'anus.

OBSERVATION XVIII.

Amblyopie alcoolique.

M. T....., âgé de 37 ans, blanchisseur à Boulogne, avait toujours eu une santé robuste, quoique abusant de liqueurs alcooliques, lorsque, vers le 1er juillet, sa vue se perdit subitement. Au bout de six semaines, le 2 août, elle était beaucoup meilleure, mais il ne pouvait pas lire. Trois semaines après, le 1er septembre, le trouble revint au même point. Depuis quatre jours, il voit beaucoup plus clair; en fixant les objets, il a un reflet luisant qui l'empêche encore de les distinguer nettement. Le soir, il voit mieux que le jour, il distingue les couleurs; il est affecté, en outre, de diarrhée depuis deux ans et qui se produit une demi-heure après avoir mangé. Le 6 août, il va mieux, lit le n° 7 et distingue les couleurs.

Sous l'influence d'un traitement approprié, le mieux ne tarde pas à apparaître.

Traitement : bromure de potassium. Non guéri d'abord, mais amélioré notablement. L'affaiblissement de la vue est périodique : tantôt il va bien, tantôt il va moins bien, ce qui n'existe pas dans les atrophies de la papille.

OBSERVATION XIX.

Amaurose saturnine. (Dr Meyer.)

Il s'agit d'une jeune fille de 26 ans qui, employée dès son enfance à Bruxelles dans une fabrique de dentelles au blanchiment avec la céruse, n'avait été atteinte de coliques de plomb qu'à 19 ans. Ces coliques guéries, des vomissements incoercibles survinrent, qui durèrent un mois, mais sans s'accompagner d'aucun phénomène cérébral grave, ni céphalalgie, ni vertiges, ni convulsions ; il y eut cependant immédiatement après une hémorrhagie droite avec diplopie et strabisme interne d'un côté.

Six mois plus tard, toute trace d'hémiplégie avait disparu, mais la malade s'aperçut que sa vue baissait peu à peu, et elle était complétement aveugle au bout de quatre mois, sans avoir éprouvé aucune douleur de tête. La mère de la jeune fille apprit aussi que ses urines restaient couvertes de bulles, que son visage semblait parfois enflé, et qu'elle avait eu, quatre ans auparavent, une hydropisie qui avait duré deux mois, et avait disparu sans aucun traitement. Au moment où la malade me fut présentée, sa santé générale ne laissait rien à désirer, et il n'y avait pas trace d'albumine dans les urines. Toute perception lumineuse avait diparu, et le phosphène n'existait à aucun degré.

A l'ophthalmoscope on reconnut de chaque côté tous les caractères de l'atrophie des nerfs optiques, coloration blanchâtre, nacrée, tendineuse des papilles optiques, excavation atrophique. Rétrécissement considérable des vaisseaux sur le nerf comme sur la rétine. La rétine était complétement transparente et ne présentait rien qui pût faire croire à l'existence antérieure d'une rétinite albuminurique.

Observation XX.

(Dr Meyer).

Une jeune fille, âgée de 20 ans, sœur de la précédente, et qui avait continué le blanchîment des dentelles à la céruse, malgré le triste exemple qu'elle avait eu sous les yeux, n'avait présenté aucun accident spécial, lorsque, le 10 janvier dernier, en se levant de table, elle tomba subitement sans connaissance, et, suivant ses parents, tout son corps fut agité de petits mouvements convulsifs. En revenant à elle, la malade ne put se tenir debout; ses idées étaient confuses, sa parole embarrassée. Une nouvelle attaque survint quelques heures après, suivie d'un sommeil profond. A son réveil, la jeune fille se plaignit de maux de tête, et dit avoir devant les yeux un brouillard qui devint de plus en plus épais, de sorte que le lendemain elle déclara être complétement aveugle. La malade eut encore ses attaques pendant les deux jours qui suivirent, et lorsque je la vis en consultation, elle avait recouvré la connaissance, mais se trouvait faible, était pâle et portait sur sa physionomie l'empreinte d'une profonde souffrance. Elle se plaignait de maux de tête violents, et prétendait être complétement aveugle.

Cependant, on constatait qu'elle distinguait encore la clarté d'une lampe ordinaire, jusqu'à 2 mètres de distance, tandis que le champ visuel exploré à l'aide de deux bougies, paraissait considérablement rétréci, d'une manière irrégulière. Les pupilles étaient largement dilatées.

A l'ophthalmoscope, on reconnut la transparence complète des milieux de l'œil, et les altérations suivantes du nerf optique : la papille très-tuméfiée et s'élevant brusquement au-dessus du niveau de la rétine, avait perdu sa transparence normale, et présentait une teinte grisâtre, nuancée et rouge. La teinte choroïdienne avait disparu, et la rétine était opaque au voisinage de la papille optique. Les veines rétiniennes étaient plus larges qu'à l'état normal, flexueuses et très-foncées par place. Les artères paraissaient amincies. Les lésions et les troubles fonctionnels étaient presque identiques des deux côtés.

Cet aspect du fond de l'œil, décrit par M. de Graefe, sous le nom de névrite par étranglement du nerf optique dans l'anneau sclérotical, a été expliqué par une augmentation de la pression intra-crânienne. Les autopsies pratiquées dans les cas où les mêmes caractères ophtalmoscopiques avaient été observés, ont démontré que les altérations siégent uniquement dans la papille et dans la portion adjacente de la rétine, tandis que la partie extra-oculaire du nerf optique ne présentait aucune anomalie.

Au traitement qui avait été prescrit, applications froides sur la tête, sinapismes aux membres inférieurs, et lavement avec deux gouttes d'huile de croton, on ajouta l'application de l'appareil de Heurteloup, sur les deux tempes.

Il y eut encore, les jours suivants, plusieurs attaques convulsives, qui devenaient cependant de plus en plus courtes, et étaient séparées par des intervalles plus longs. La malade accusait de la somnolence et de l'engourdissement des extrémités, mais elle prétendait moins souffrir de la tête et voir un peu plus clair. En effet, à un second examen, fait quatre jours après le premier, elle put distinguer les mouvements de la main, compter les doigts à une très-courte distance, et le champ visuel paraît s'être élargi.

On fit prendre plusieurs doses d'huile de ricin. On appliqua une seconde fois les ventouses de Heurteloup, et l'état général ne tarda pas à s'améliorer, de sorte que, quinze jours après le début de la maladie, la jeune fille était en convalescence; notons que les urines, examinées à plusieurs reprises, ne présentaient aucune trace d'albumine.

La vision s'améliora progressivement; la malade arriva bientôt à se conduire seule, puis à lire les caractères de grandeur moyenne (Jæger 10). Et enfin, il ne resta qu'un affaiblissement peu considérable de la vue, et un léger trouble de la vision excentrique.

L'examen ophtalmoscopique, répété plusieurs fois, fit bientôt constater un changement favorable dans l'état du fond de l'œil; mais cette amélioration était fort lente et ne semblait pas en rapport avec les progrès de la vision. Cependant l'opacité rétinienne finit par disparaître; la limite choroïdienne reparut, et la papille optique perdait de sa saillie, mais elle restait, surtout d'un côté, légèrement molle et grisâtre. Les vaisseaux rétiniens avaient repris leur calibre normal.

www.ingramcontent.com/pod-product-compliance
Ingram Content Group UK Ltd.
Pitfield, Milton Keynes, MK11 3LW, UK
UKHW021112140726
13695UKWH00004B/1459